흉부질환 아틀라스

흉부질환 아틀라스

유세화 · 인광호 · 이상엽 · 김한겸
신봉경 · 김광택 · 최재걸 · 오유환

고려대학교출판부
KOREA UNIVERSITY PRESS

서문

호흡기 질환의 진단은 다른 계통의 진단에서와 마찬가지로 자세한 병력 채취, 진찰, 다양한 검사실 검사를 통하여 가능합니다. 호흡기 질환의 여러 검사법 중에서 가장 중요한 검사법의 하나는 영상 검사법입니다. 호흡기 질환의 진단이 방사선학의 발전과 그 역사를 같이 하고 있으며, 다른 임상 검사의 시발점이 되기도 합니다. 최종적인 진단은 미생물학적 검사와 조직학적 검사가 결정적이나, 결국은 임상적 경과와 검사실 검사를 종합하여 내리는 경우가 흔합니다.

이 책은 고려대학교 안암병원의 Chest Conference에서 직접 다루어진 증례들 중에 흥미롭고 교육적인 것을 선별하여 집필한 것입니다. Chest Conference는 호흡기내과, 흉부외과, 방사선종양학과, 영상의학과, 해부병리과, 핵의학과를 중심으로 관련된 흉부질환 전문분야의 의사들이 모여 토의하는 임상학술 회의로서 매주 1회 정기적으로 시행되어 왔습니다. 이를 통하여 진단이나 치료가 어려운 증례를 서로 토의하여 해결하고 연구 idea를 얻는 등 이 conference는 유용한 모임으로서 학술 논의뿐 아니라 의사들 간의 친목에도 크게 기여하였습니다.

이 책은 호흡기 질환을 전공으로 하는 전문 의사는 물론 다른 전문분야의 의사나 전공의, 의과대학생이 이용할 수 있도록 간략하게 증례를 요약하였고, 이학적·검사실적 소견, 특히 영상소견이 좋은 대표적인 예를 선정하였고, 추가로 참고문헌을 포함하였습니다. 저자들은 이 책이 호흡기 질환의 진료나 공부를 하는 분들에게 적으나마 도움이 되기를 기대합니다.

이번 증례집을 출판하는 데는, 자료 수집을 위한 컴퓨터 구입비와 출판비를 지원해 주신 전 국민은행장 김정태 님의 도움이 컸습니다. 영상사진을 꼼꼼히 정리하고 선명한 소견을 선별하여 촬영해 주신 영상의학과의 오유환 선생님과 해부병리과의 김한겸 선생님의 노고에 특히 감사를 드립니다.

직접 증례를 작성하고 감수해 주신 여러 기고자들, 또 자료를 정리하고 교정을 도와 준 호흡기 내과 대학원생들에게도 감사드리며, 출판을 맡아 주신 고려대학교출판부에 집필자를 대표하여 감사드립니다.

2007. 7

집필자를 대표하여

유세화

차례

Chapter 1 폐종양

Chapter 2 폐감염

Chapter 3 환경 및 직업성 폐질환

Chapter 4 간질성 폐질환

Chapter 5 종격동 종양

Chapter 6 흉막 종양

Chapter 7 기타

Chapter 1

폐종양

1. 경화혈관종

Sclerosing hemangioma

증례 - 여자, 23세

주소

우연히 발견된 폐 종괴

현 병력

흉부 X-선사진에서 우연히 발견된 좌하부 종괴로 내원. 경피침생검 시행하여 경화혈관종(sclerosing hemangioma)으로 진단 후 추적 관찰 중 항공사 입사 위해서 절제술이 필요해 입원하여 수술.

진찰소견

특이사항 없음

수술소견

1) major fissure 사이에 adhesion 있음
2) LLL mediobasal segment에 심장과 diaphragm에 바짝 붙어 있는 3.5×2.5×3.5 cm mass
3) Trachea에 secretion이 많았으며 lumen은 작은 편이었다.

최종진단

경화혈관종(Sclerosing hemangioma)

해설

경화혈관종은 대부분 여자에서 발생하는 특이한 폐종양으로 보통 증상이 없는 작은 결절로 흉부 X선 사진에서 발견되는 경우가 많다. 서양인에서는 드물지만 일본을 포함한 동아시아에서는 카르시노이드와 유사한 정도의 발생률을 보인다. 육안적으로 경계가 좋고 피막이 없는, 고형성의 갈색 또는 황색의 종괴이고 종종 출혈을 동반한다. 현미경 소견에서는 풍부한 호산성 세포질을 가진 다각형의 세포들이 판상, 유두상으로 자라며 경화성 기질을 형성하기도 한다. 출혈 및 다수의 황색종 세포(xanthoma cell)들이 뭉쳐 있는 모습을 흔히 관찰할 수 있다. 경화혈관종의 세포 기원에 대해서는 혈관내피 세포, 조직구, 중피세포 및 상피세포 등의 여러가지 주장이 있지만 확실하게 알려지지 않았다. 임상적으로 경화혈관종은 보존적 수술로 치료할 수 있는 양성 종양이 대부분이지만 림프절 전이를 보이는 몇몇 악성 증례도 보고되었다.

참고문헌

1. Liebow AA, Hubbell DS. Sclerosing hemangioma (histiocytoma, xanthoma) of lung. *Cancer*. 1956; 9: 53-75.
2. Devouassoux-Shishcboran M, Nicholson AG, Lcslic K, NIho S. World IIealth Organization Classification of Tumors. *Pathology & Genetics of Tumors of the Lung, Pleura, Thymus and Heart*. 2004; 115-7.

흉부 X선 사진

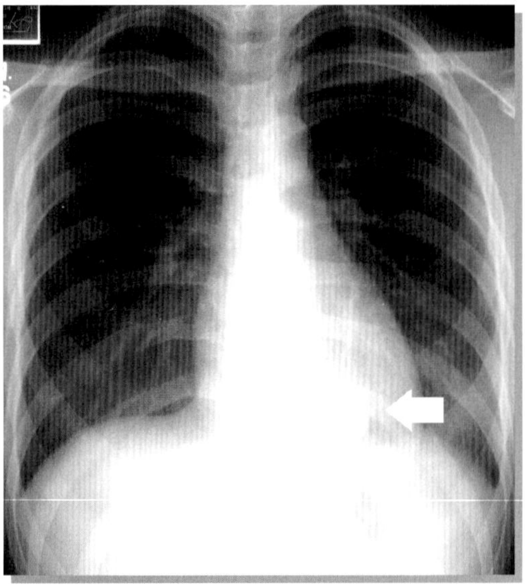

■ **사진 1-A.**

단순 흉부 X선 사진: 좌측폐 하부 심장 뒤에 직경 3cm 크기의 경계가 좋은 종괴 음영(화살표)이 관찰됨.

흉부 CT 사진

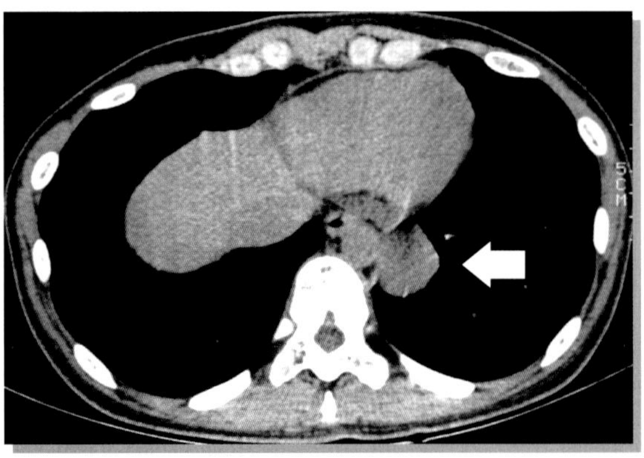

■ **사진 1-B.**

흉부 CT 스캔(mediastinal setting without contrast enhancement): 좌하엽에 직경 3cm의 homogeneous attenuation을 보이는 경계가 좋은 종괴(화살표)가 관찰됨.

흉부 CT 사진

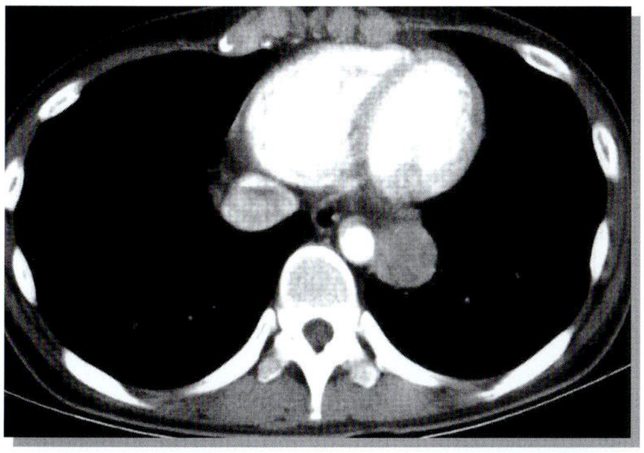

Ⓒ

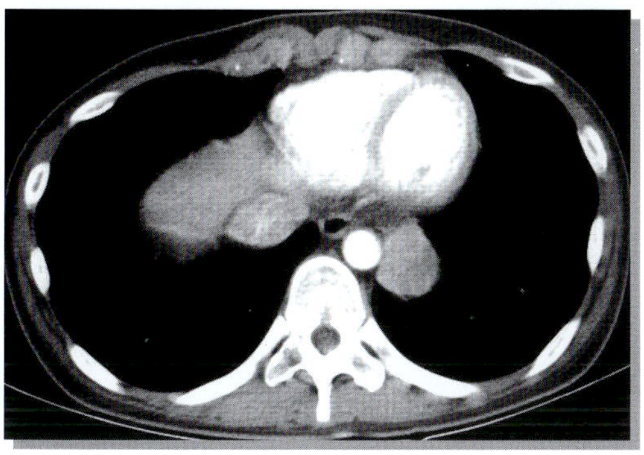

Ⓓ

■ 사진 1-C and D.

흉부 CT 스캔(mediastinal setting with contrast enhancement): 조영제 주입시 이 종괴는 약간의 조영증강을 보임.

병리소견 사진

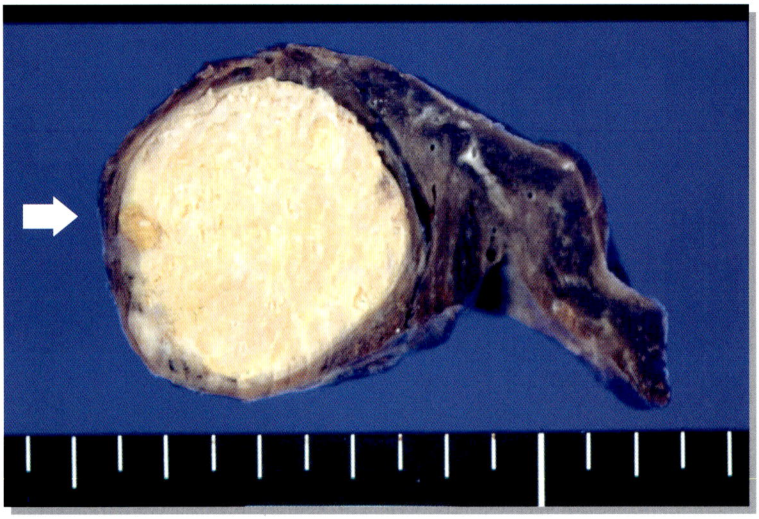

■ 사진 1-1.

육안사진: 주변 폐조직과 경계가 뚜렷하지만 피막은 없는 고형성의 연황색 종괴(화살표)임.

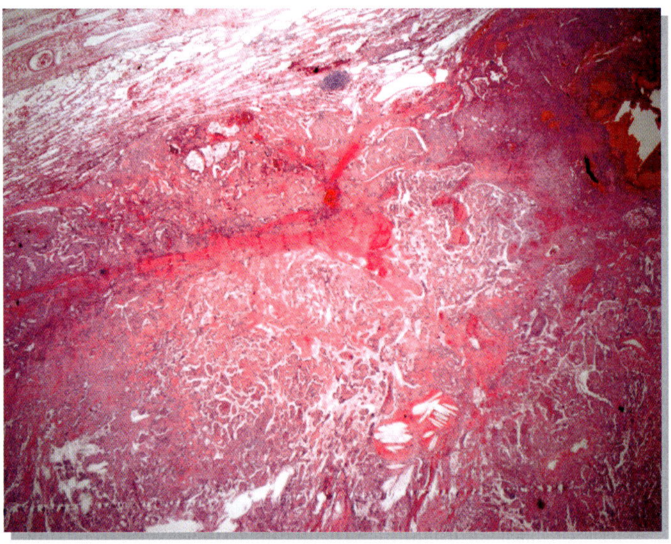

■ 사진 1-2.

현미경 사진: 저배율 시야에서 주변조직과 경계가 뚜렷한 종괴. 특징적인 유두양 성장 양식을 보이며 부분적으로 출혈이 관찰됨(H&E, ×40).

병리소견 사진

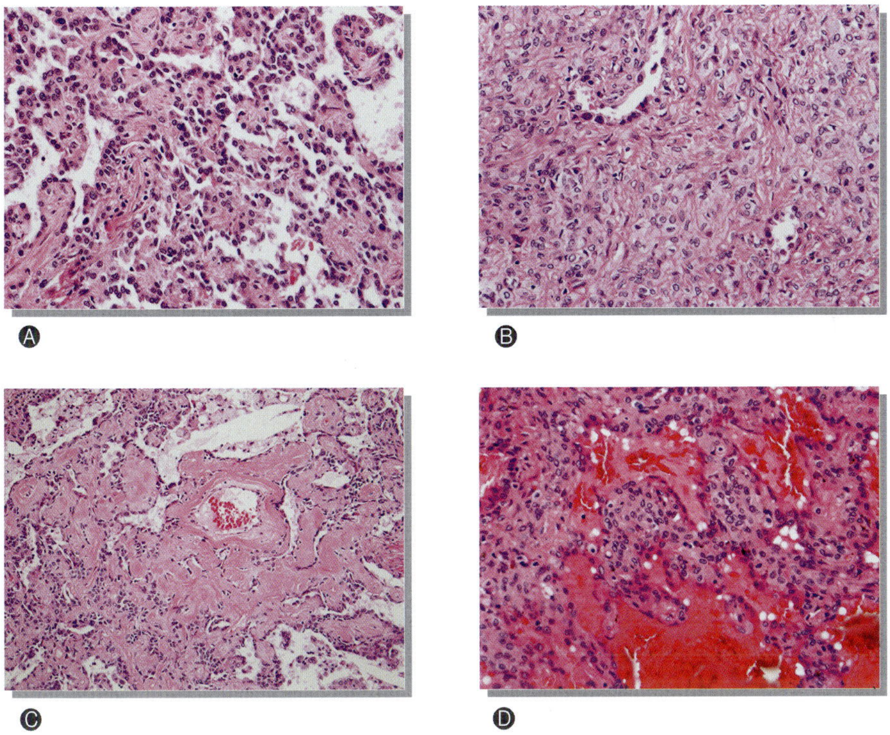

■ 사진 1-3 A-D.

현미경 사진: 풍부한 호산성 세포질을 가진 다각형의 세포들이 유두상(papillary; 사진 1-3A), 고형(solid; 사진 1-3B), 또는 경화성(sclerotic; 사진 1-3C)의 성장 양식을 보이며 출혈이 흔히 관찰됨.
(H&E, A, B, C ×200 and D ×400).

병리소견 사진

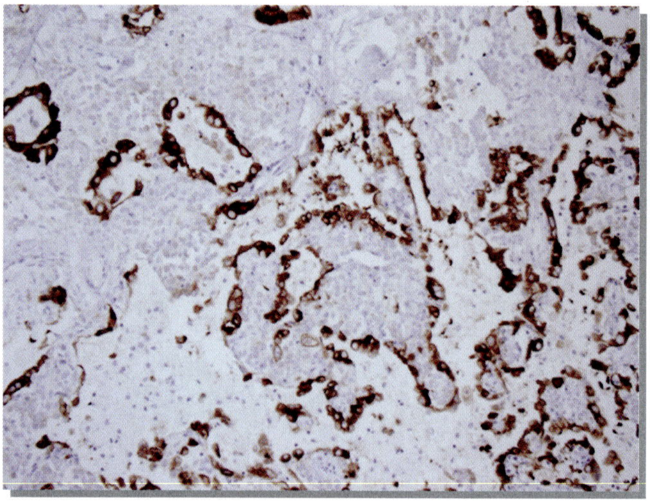

❹

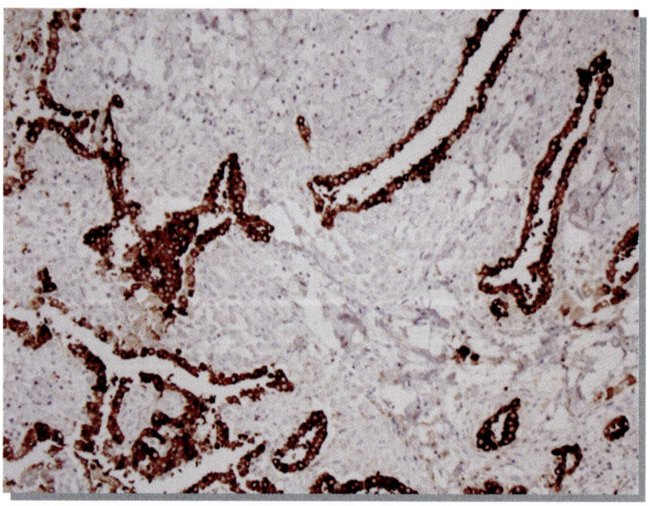

❺

■ **사진 1-4 and 5.**

면역조직화학염색 소견: 종양세포들은 cytokeratin(사진 1-4, ×200) 및 TTF-1(사진 1-5, ×20배) 염색에 강양성을 보여 원시 호흡상피 기원의 세포들로 추정됨.

2. 과오종

Hamartoma

증례 - 남자, 46세

주소

우연히 발견된 폐 종괴

현 병력

특이 병력 없는 환자로 내원 2개월 전부터 만성피로 증상 있고 내원 1~2개월 전부터 식욕부진 동반되어 타 병원에서 시행한 흉부X선 촬영 결과 폐종괴가 의심되어 내원.

진찰소견

특이사항 없음

경과

경피적 침생검 결과 과오종으로 진단되었다.

최종진단

과오종(Hamartoma)

해설

과오종은 폐의 가장 흔한 양성 종양으로 폐 신생물 중 약 8%를 차지한다. 방사선학적으로 경계가 명확한 단일 결절로 보인다. 석회화 동반은 병리학적으로 15% 정도로 관찰할 수 있다고 하나, 단순흉부촬영사진에서는 대략 10% 미만에서 보일 수 있다. 종괴내 지방 성분은 약 50%에서 CT에서 발견된다. 이 증례는 석회화는 보이지 않고 지방 성분만 부분적으로 동반한 과오종이다.

참고문헌

1. Fraser RS, Mullar NL, et al. *Diagnosis of Diseases of the Chest*. 4th ed. Philadelphia: Saunders, 1999.
2. Gaerte SC, Meyer CA, et al. Fat-containing lesions of the chest. *Radiographics*. 2002; 22: S61-S78.

흉부 X선 사진

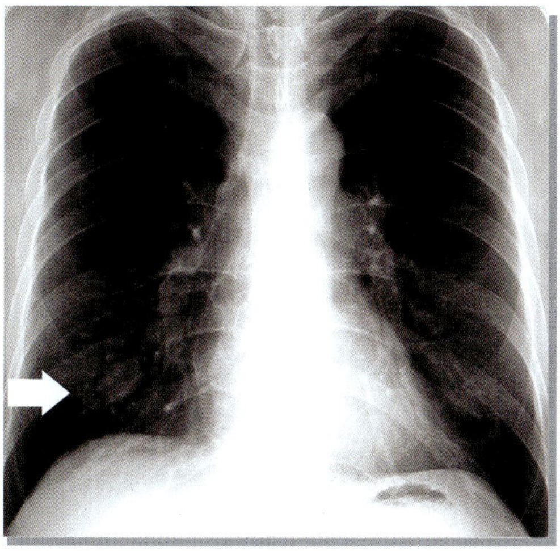

■ 사진 2-A.

단순 흉부 X선 사진: 우측폐 하부에 직경 2cm 크기의 경계가 좋은 결절성 음영이 관찰됨.

흉부 CT 사진

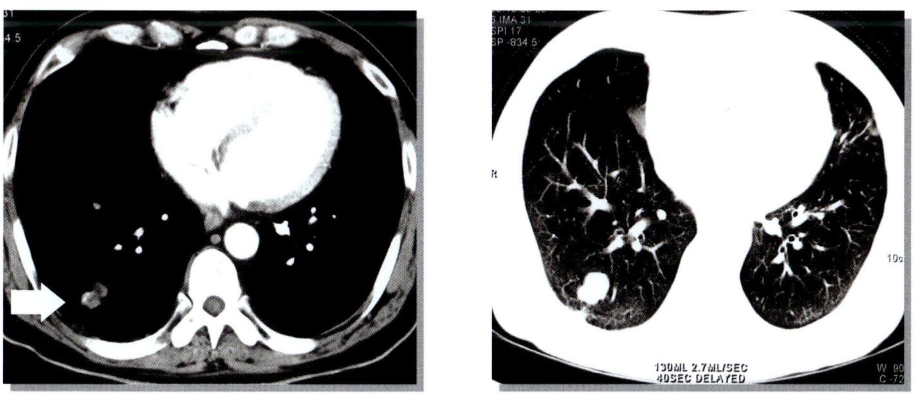

Ⓑ Ⓒ

■ 사진 2-B and C.

흉부 CT 스캔(mediastinal and lung settings): 우하엽에 2.5×1.8cm 크기의 경계가 좋은 엽상의 폐결절이 관찰됨. 내부는 inhomogeneous attenuation을 보이고 부분적으로 지방 성분을 시사하는 low attenuation을 보임. 내부에 석회화는 동반하고 있지 않음.

병리소견사진

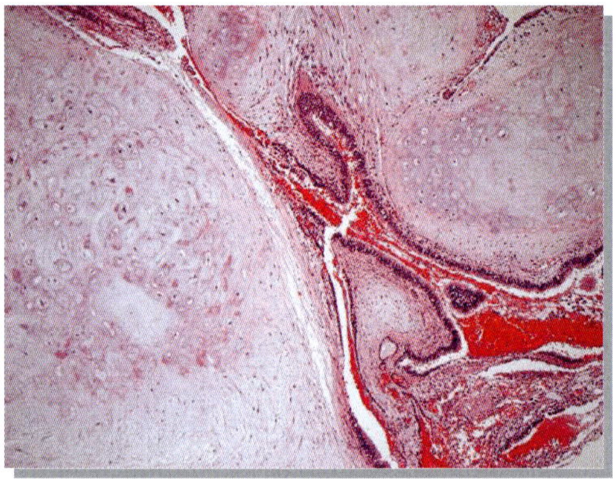

■ 사진 2-1.

현미경 소견: 정상적인 초자양 연골 사이에 기관지 상피세포로 피복된 cleft-like space가 관찰됨 (H&E, ×100).

3. 연골모양 과오종

Chondroid hamartoma

증례 - 남자, 66세

주소
흉부 X-선 촬영 결과 발견된 폐 종괴

현 병력
평소 건강한 환자로 10일 전 상기도 감염증세 있어 동네의원에서 시행한 흉부 X-선 촬영 결과 우상엽에 종괴 발견되어 내원.

직업력
밭농사

진찰소견
특이사항 없음

경과
폐 경피 침생검을 시행하고 연골모양 과오종 진단하여 우상엽 절제술을 시행하였다.

최종진단
연골모양 과오종(Chondroid hamartoma)

해설
과오종은 대부분이 단일 결절이고 대개 40~50대에 흔하고 유년기에는 드물다. 결절 내에 존재하는 지방 조직이나 연골내의 팝콘형 석회화를 관찰함으로써 진단이 가능하다. 치료는 종양적출이나 쐐기형 절제 등 외과적 절제술로 완치 가능하다.이 증례는 단일 폐결절로 보인 경우로 종양 내부에 석회화와 지방 성분을 포함하여 비교적 진단이 쉬웠던 전형적인 과오종이다.

참고문헌

1. Fraser RS, Mullar NL, et al. *Diagnosis of Diseases of the Chest*. 4th ed. Philadelphia: Saunders, 1999.
2. Gaerte SC, Meyer CA, et al. Fat-containing lesions of the chest. *Radiographics*. 2002; 22: S61-S78.

흉부 X선 사진

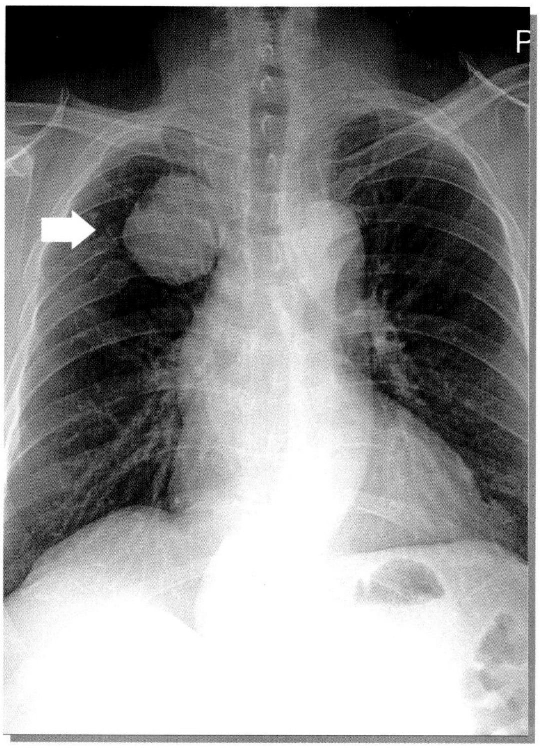

■ 사진 3-A.

단순 흉부 X선 사진: 우측폐 상부에 직경 5cm의 종괴성 음영이 관찰됨. 주위로 비활동성 폐결핵 병변과 함께 치유된 늑골 골절이 우측 세 번째, 다섯 번째, 여섯 번째 늑골에서 보임.

흉부 CT 사진

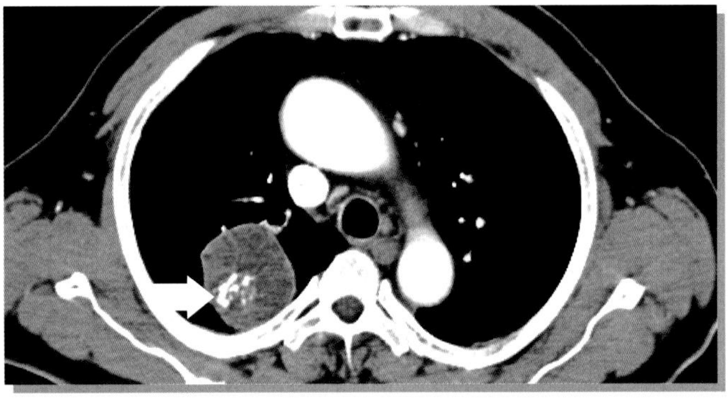

Ⓑ

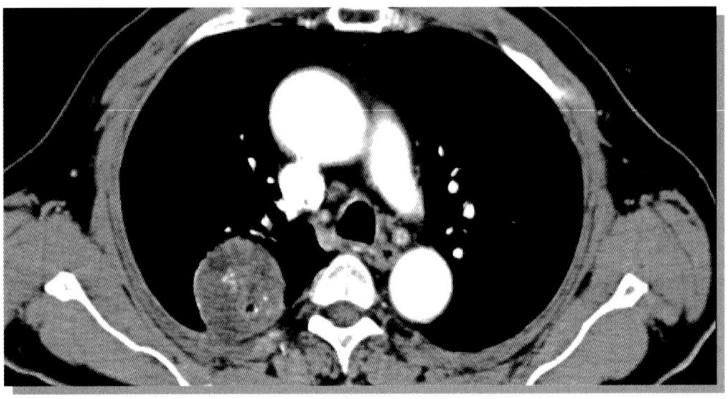

Ⓒ

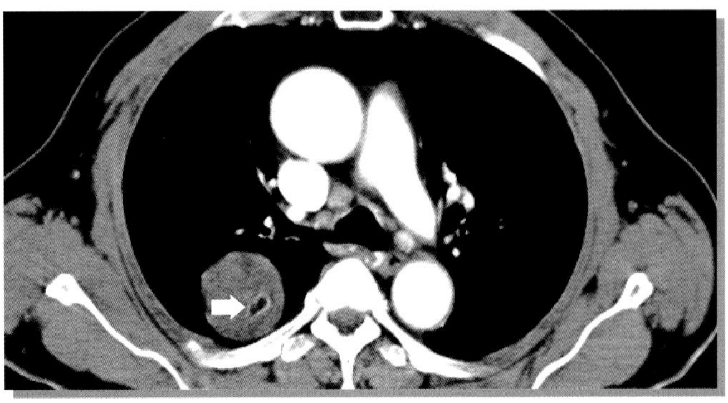

Ⓓ

■ 사진 3-B, C and D.

흉부CT 스캔(mediastinal setting with contrast enhancement): 우상엽에 직경이 5.4cm의 경계가 명확한 종괴가 관찰되며 내부에 부분적으로 석회화(굵은 화살표) 및 지방 성분(얇은 화살표)을 포함하고 있음.

병리소견사진

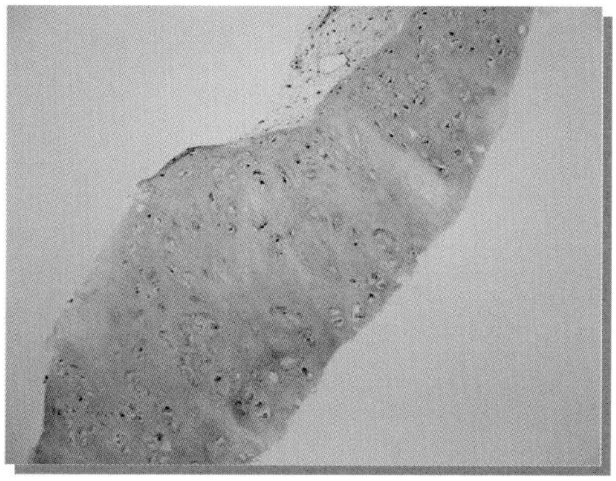

■ 사진 3-1.
폐 경피 침생검 조직의 대부분이 성숙한 연골 조직으로 이루어져 있음. 소량의 연부 조직이 오른쪽 상부에서 관찰됨 (H&E, x200).

4. 비정형 선종성 증식증

Atypical adenomatous hyperplasia

증례 - 여자, 60세

주소

기침, 객담

현 병력

기침과 객담이 발생하여 외래 추적 관찰하던 중 좀 더 자세한 영상학적 검사를 위해 chest CT를 시행하였다. CT상 이상 소견 발견되어 추적 관찰을 위하여 4개월, 7개월 후에 CT 시행하였고 큰 변화는 없었으나 low-grade malignancy의 가능성을 배제할 수 없어 절개 생검을 하기 위하여 내원.

진찰소견

특이사항 없음

기관지내시경 검사

특이소견 없음

최종진단

비정형 선종성 증식증(Atypical adenomatous hyperplasia)

해설

폐에 발생한 비정형 선종성 증식증은 상피세포 증식성 병변으로 선종의 전구성 병변으로 생각되어지고 있으나 선암과는 다른 양성 병변이고 선암으로 진행한 보고는 아직 없다. 흔히 폐 선암으로 생각하고 수술적 절개시 조직검사상 우연히 발견되는 경우가 많다. 고해상도 컴퓨터 단층 촬영소견으로는 대개 1cm 이하의 간유리음영(ground glass opacity)을 보이며 염증성 병변 혹은 작은 크기의 bronchioloalveolar cell carcinoma(BAC)와의 감별이 잘 되지 않는다. 조직학적으로 폐 말초부위의 폐포 상피 조직이 비정상적인 입방형 혹은 원주형 상피의 증식으로 대체되면서 샘모양(gland like appearance)을 형성하게 되는데 폐 선암종과 감별가능하다. 본 예는 2년 전부터 발생한 기침 증상과는 무관한 것으로 생각되는 작은 결절이 발견되어 경과 관찰중 크기의 변화는 없었으나 흉강경을 이용한 조직검사 결과 비정형 선종성 증식증으로 확진된 예이다.

참고문헌

1. Kayser K., et al.. Atypical adenomatous hyperplasia of lung: its incidence and analysis of clinical, glycohistochemical and structural features including newly defined growth regulators and vascularization. *Lung Cancer.* 2003; 42: 171-82.
2. Kawakami S., et al.. Atypical adenomatous hyperplasia of the lung: correlation between high-resolution CT findings and histopathologic features. *Eur Radiol.* 2001; 11: 811-4.
3. Nomori H., et al.. Differentiating between atypical adenomatous hyperplasia and bronchioloalveolar carcinoma using the computed tomography number histogram. *Ann Thorac Surg.* 2003; 76: 867-71.

흉부 X선 사진

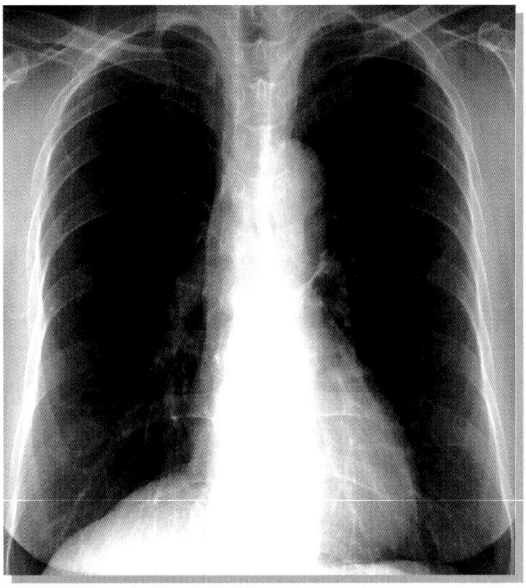

■ **사진 4-A.**
단순 흉부 X선 사진: 정상 소견임.

흉부 CT사진

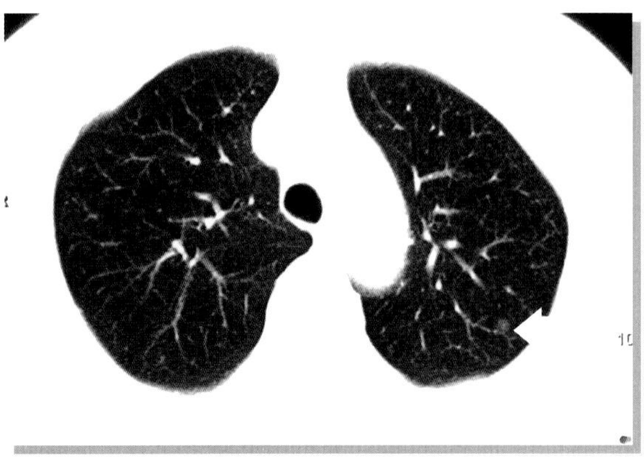

■ **사진 4-B.**
흉부 CT 스캔(lung setting): 좌상엽에 크기가 1cm가 되지 않는 ground glass opacity의 결절성 병변(화살표)이 보임.

흉부 CT 사진

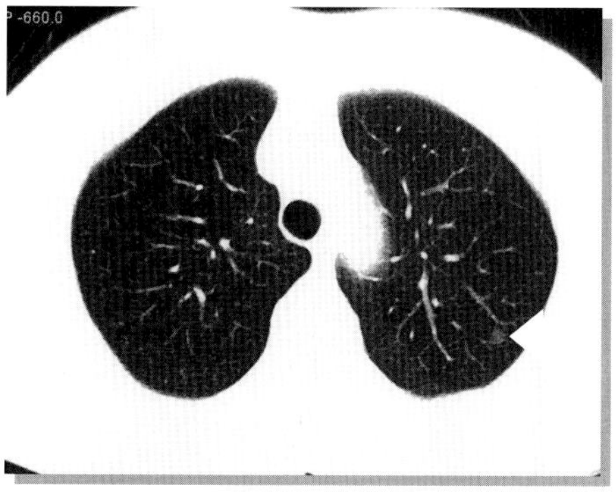

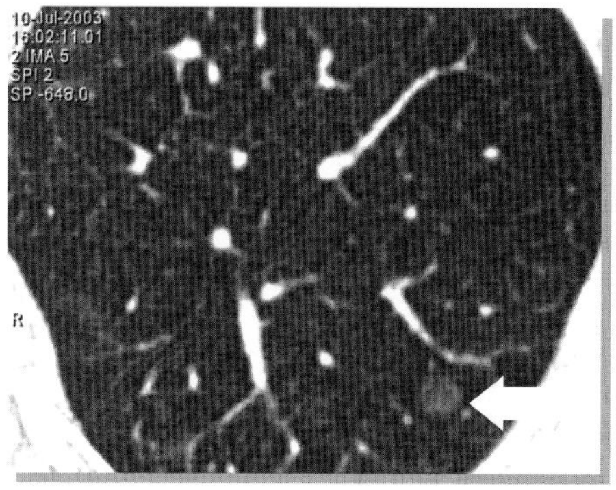

■ 사진 4-C and D.

흉부 CT 스캔(lung setting): 4개월 및 7개월 후에 촬영한 흉부 CT 스캔상 좌상엽의 병변(화살표)은 크기의 변화를 보이지 않음.

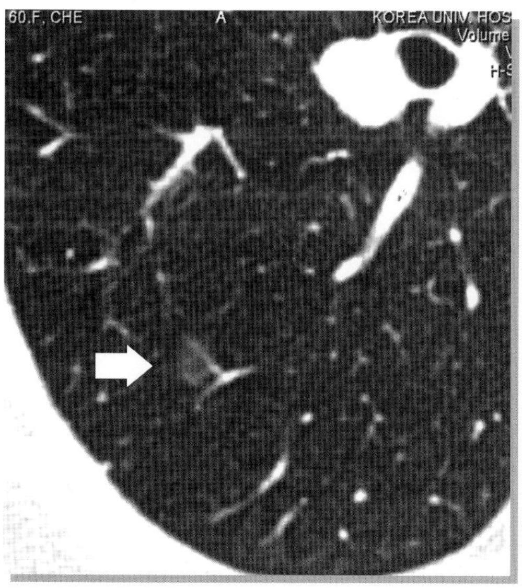

■ 사진 4-E.

흉부 CT 스캔(lung setting): 우하엽에도 같은 모양의 병변(회살표)이 관찰되며 역시 변회를 보이지 않음.

병리소견 사진

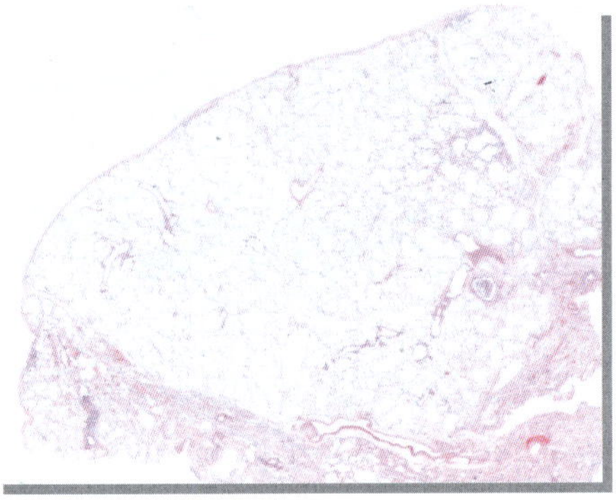

■ 사진 4-1.
폐 절개 생검 소견: 폐포의 정상구조를 유지하면서 폐포벽을 따라 자란 지름 5mm 이하의 작은 병변이 관찰됨(H&E, ×12.5).

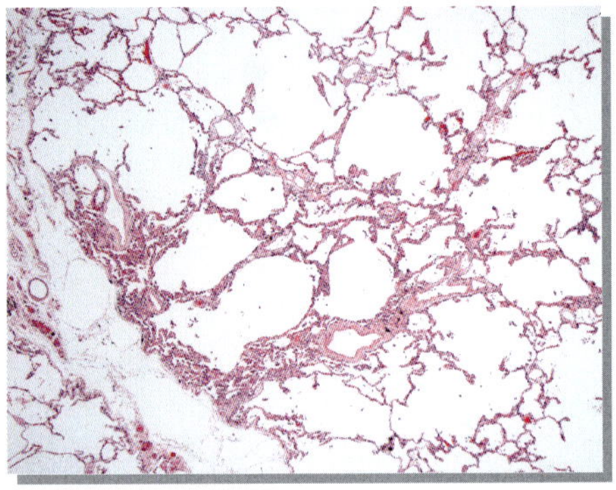

■ 사진 4-2.
저배율 소견상 비정형 세포들이 피복하고 있는 폐포 벽은 림프구 침윤 및 경도의 섬유화로 인하여 주변의 정상 조직보다 두꺼워져 있음(H&E, ×100).

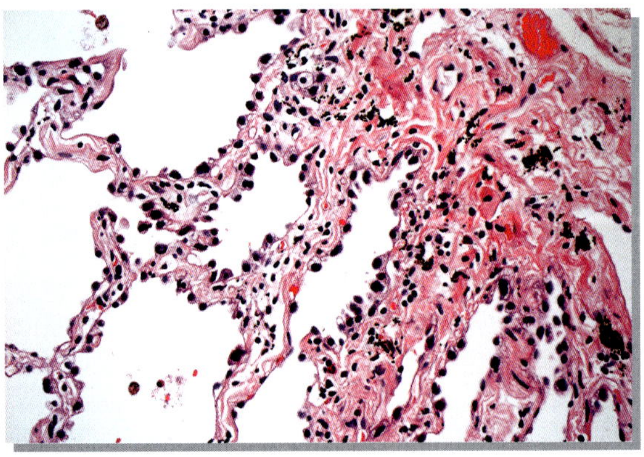

■ 사진 4-3.
고배율 시야에서 폐포 벽은 입방형 또는 낮은 원주형 상피세포들로 피복되어 있음. 세포들은 경도의 이형성을 보이며 형태가 비교적 균일하고 진한 핵과 뚜렷하지 않은 핵소체, 매우 적은 양의 세포질을 가지고 있어 폐선암종과 구별됨(H&E, ×400).

5. 양성 전이성 평활근종증
Benign metastasizing leiomyomatosis

증례 - 여자, 35세

주소
흉부 X-선상 우연히 발견된 폐결절의 검사를 위해 내원.

현 병력
특이병력 없는 분으로 직장검진 흉부 X-선에서 고립성 폐결절이 발견되어 내원.

과거력
1995년 자궁근종으로 근종적출술

1998년 제왕절개술 및 근종적출술

진찰소견
특이소견 없음

경과
폐결절에 대한 조직검사 시행하였고, 양성 전이성 평활근종증 진단 후 산부인과에서 호르몬 치료 중

최종진단
양성 전이성 평활근종증(Benign metastasizing leiomyomatosis)

해설

이 증례는 우연히 발견된 두 개의 작은 폐 결절 중 한 개를 조직 생검하여 양성 전이성 평활근종증으로 확진된 경우이다. 양성 전이성 평활근종증은 조직학적으로는 양성 종양이지만 혈류를 통해 다른 장기로 전이를 일으키는 특이한 질환이다. 거의 대부분의 환자가 자궁 평활근종을 갖고 있거나 이전에 수술로 제거한 과거력이 있기 때문에 자궁 평활근종을 원병소로 보며 여기서 폐로 전이된 것으로 생각하고 있다. 이 자궁 평활근종이 진짜 양성인지 아니면 양성과 구분하기 어려운 매우 낮은 등급의 악성 평활근육종인지는 논란의 대상이다. 방사선학적으로 여러 개의 폐 결절이 보이는 경우는 일단 악성전이를 먼저 의심하여야 하지만 본 예는 양성 전이성 평활근종증으로 매우 드문 예에 속한다.

참고문헌

1. Abramson S, Gilkeson RC, Goldstein JD, Woodard PK, Eisenberg R, Abramson N. Benign metastasizing leiomyoma: clinical, imaging, and pathologic correlation. *Am J Roentgenol.* 2001; 176: 1409-13.
2. Sabatini R, Ferreri R, Distante G, Loizzi V, Loizzi P. Benign metastasizing leiomyoma in the lung: a case report. *Eur J Gynaecol Oncol.* 2002; 23: 445-6.

흉부 X선 사진

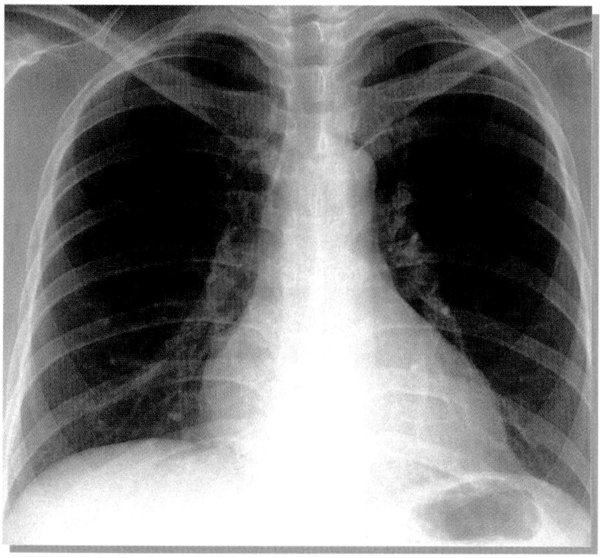

Ⓐ

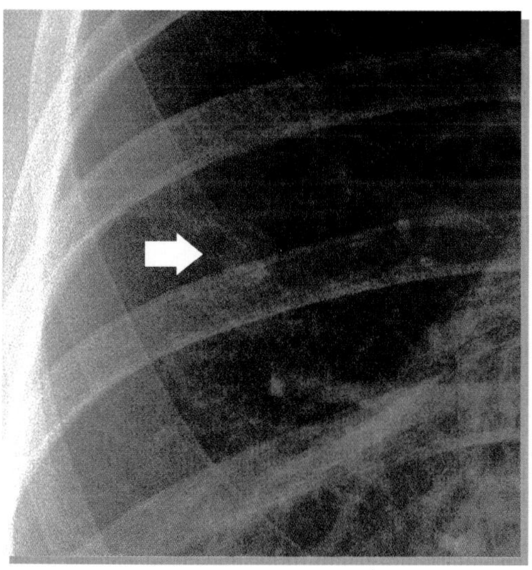

Ⓑ

■ 사진 5-A and B.

단순 흉부 X선 사진과 확대사진: 우측폐 중부에 직경 1cm 미만의 경계가 좋은 폐결절(화살표)이 관찰됨.

흉부 CT 사진

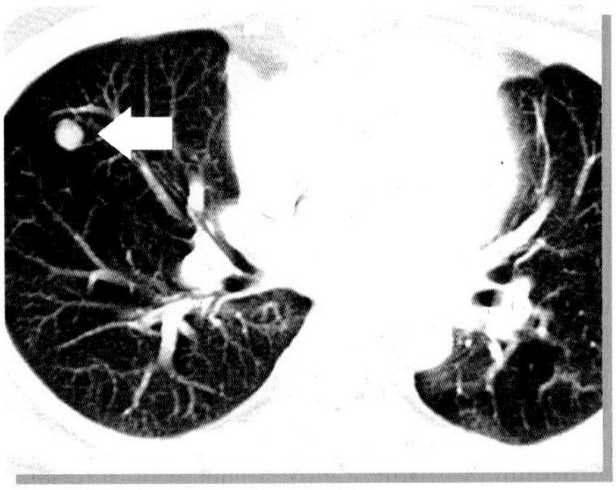

Ⓒ

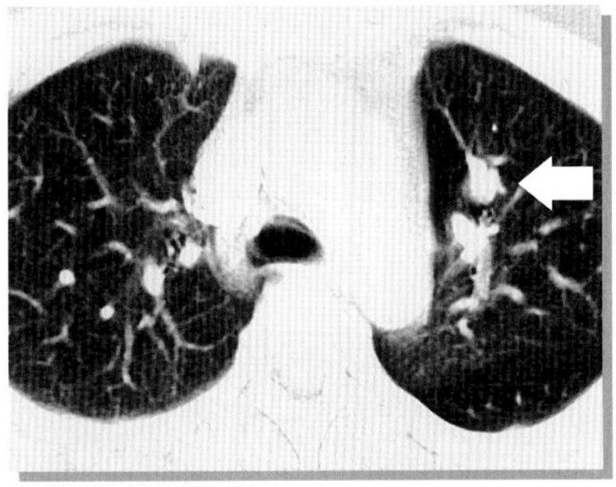

Ⓓ

■ 사진 5-C and D.

흉부 CT 스캔 (lung setting): 두개의 경계가 좋은 직경 1cm 미만의 폐결절(화살표)이 우중엽과 좌상엽에서 각각 관찰됨.

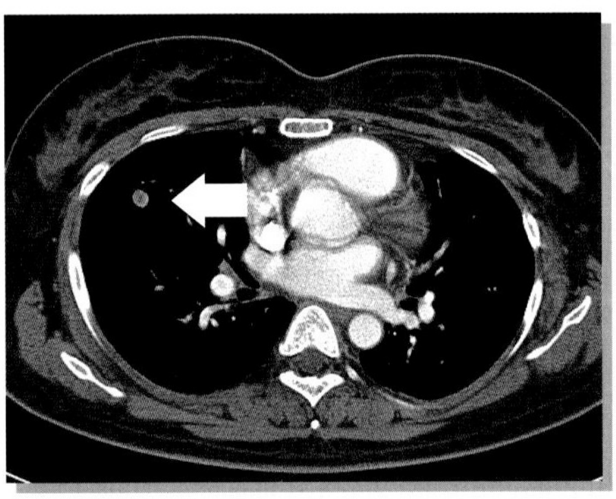

Ⓔ

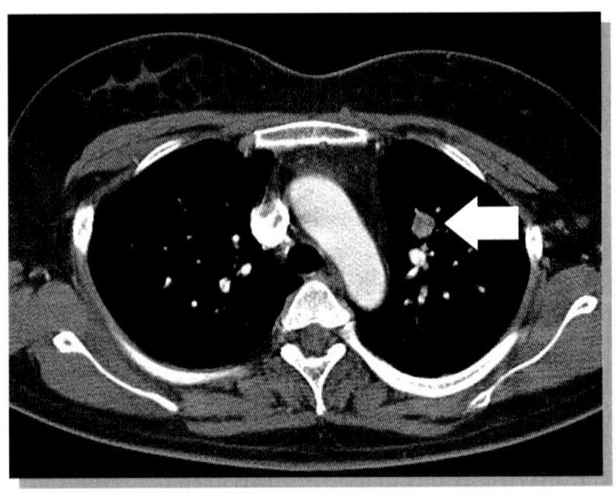

Ⓕ

■ 사진 5-E and F.

흉부 CT 스캔(mediastinal setting): 우중엽과 좌상엽에서 각각 발견된 폐결절들은 조영증강이 잘 되지 않음.

병리소견 사진

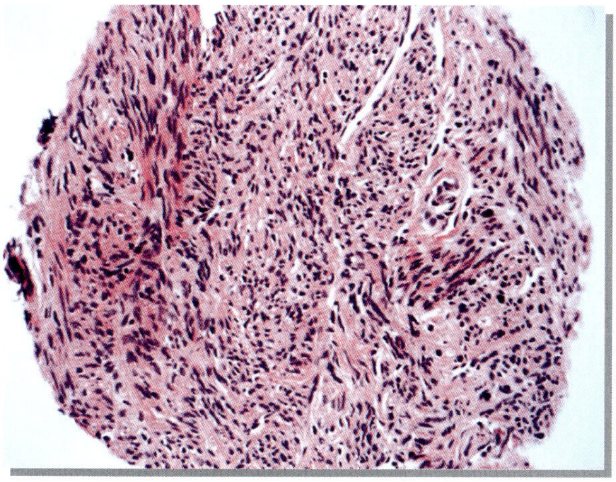

■ 사진 5-1.

폐 경피적 침생검: 방추형 세포로 이루어진 다발들이 서로 교차하며 배열하고 있는 모습이 관찰됨. 방추형 세포들은 핵의 양끝이 둥글거나 무딘 형태로 나타나는 평활근 세포임(H&E, ×400).

6. 비소세포 폐암
Non-small cell lung cancer

증례 - 남자, 79세

주소
호흡곤란, 우측 흉막성 흉통(내원 2주 전부터)

현 병력
평소 경미한 호흡곤란 있던 분으로, 내원 2주 전부터 호흡곤란 악화되면서(NYHA III) 흉막성 흉통 발생하여 내원.

과거력
결핵(+)

흡연력
50갑년

진찰소견
우측 호흡음 감소

검사실소견
Pleural fluid analysis; SG 1.028, pH 8.0, WBC 1602(Neut.:10%, Lymp.:90%), ADA 24.4 IU/L
Protein 4800 mg/dL, Glucose 101 mg/dL

경과
객담세포진 검사 및 흉수세포 검사 결과 비소세포성 폐암 진단받고 항암치료 중임.

최종진단

비소세포성 폐암

해설

본 예는 2년 전 흉부 X선 사진에서 우폐하부에 폐종괴 소견을 보였으나 환자의 거부로 검사를 시행치 못했다가, 2년 후 환자가 증상이 생기며 다시 내원하였다. 역시 침습적 검사를 거부하여 객담 세포검사만 시행했는데 비소세포 폐암으로 판명되었다. 객담 세포검사에서 acinar pattern의 세포덩이가 발견되어 선암(adenocarcinoma)으로 생각된다. 객담 세포검사만으로도 확진될 수 있다는 것을 잘 보여 주는 예이다.

흉부 X선 사진

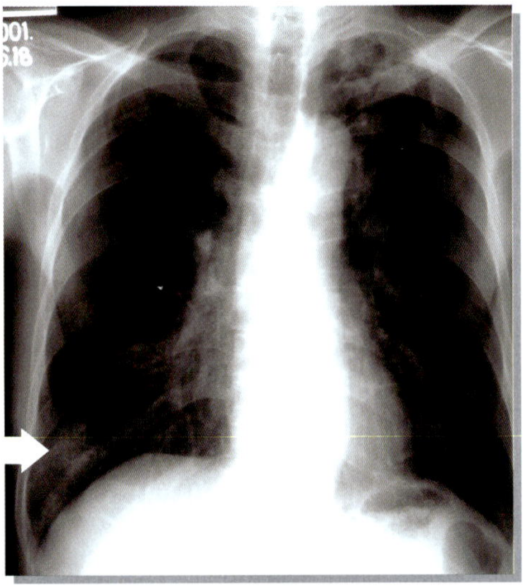

■ 사진 6-A.

단순 흉부 X선 사진: 우측폐 하부에 경계가 불명확한 이상음영(화살표)이 관찰됨. 좌측 폐첨부에는 비활동성 결핵이 보임.

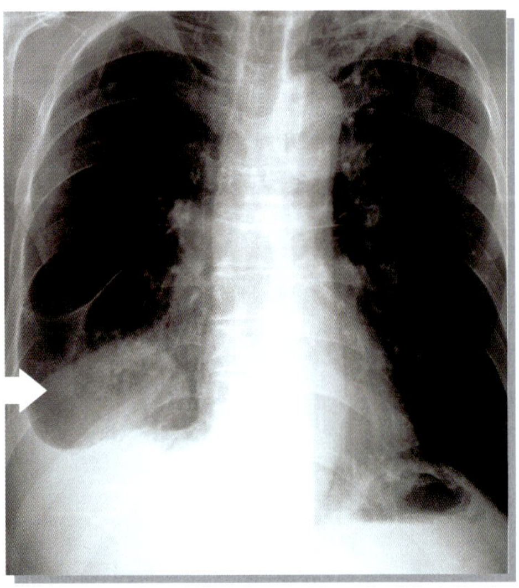

■ 사진 6-B.

단순 흉부 X선 사진: 2년 후 촬영한 사진상 우측폐 하부의 병변의 크기가 증가하였으며 흉수가 동반되어 있음.

흉부 CT 사진

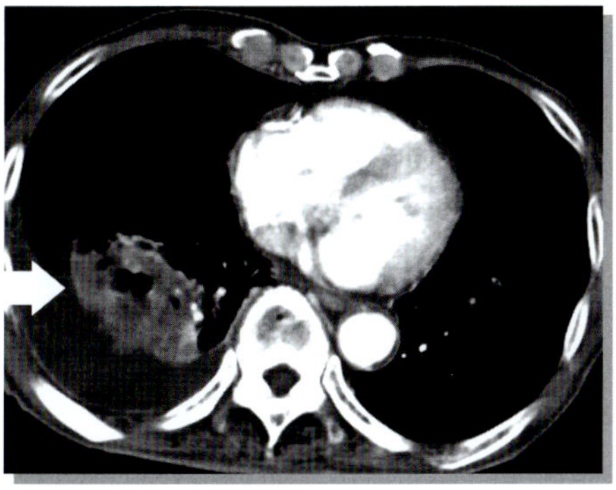

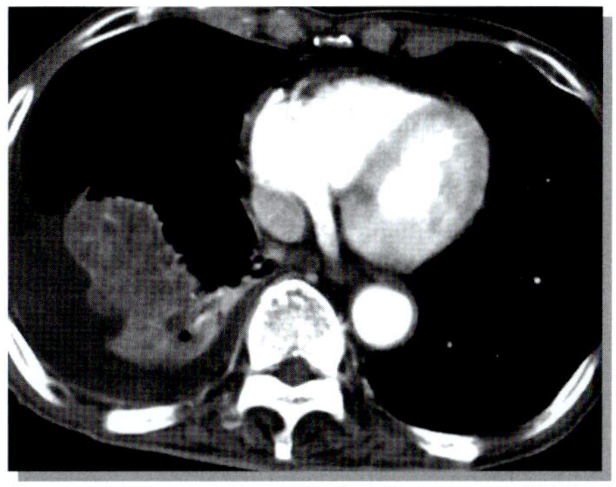

ⓒ ⓓ

■ **사진6-C and D.**

흉부 CT 스캔(mediastinal setting): 우하엽에 종괴모양의 병변(화살표)이 관찰됨. 흉수와 함께 흉막의 비후 및 조영증강 소견이 보여 흉막 전이가 의심됨.

병리소견사진

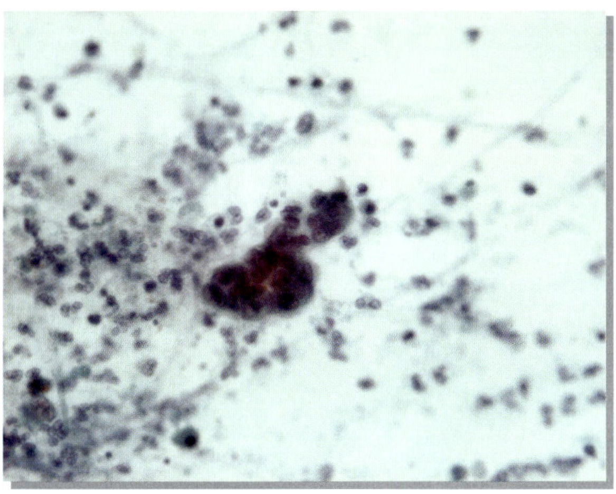

■ **사진 6-1.**

객담 세포 검사에서 소포성 핵과 핵 중심에 위치한 하나의 뚜렷한 핵소체를 가진 이형성 세포들의 덩어리가 관찰됨. 세포 덩어리는 마치 작은 주머니 모양을 하고 있음(acinar pattern). 도말 배경은 심한 괴사 소견을 보임(Papanicolau, ×800).

7. 선암 (고립성 폐결절)

Adenocarcinoma (Solitary pulmonary nodule, SPN)

증례 - 남자, 50세

주소

고립성 폐결절 검사

현 병력

특이병력 없는 분으로 내원 2일 전 개인병원에서 촬영한 흉부 X-선에서 고립성 폐결절 소견 보여 내원.

흡연력

없음

진찰소견

특이소견 없음

수술소견

선암, 기관지 폐포성 및 미세유두성 혼합형, 종양크기: 1.8cm,
절제단면 침범(-), 장측흉막 침범(+), psammoma bodies(+), 림프절 침범(+)

경과

흉부외과에서 좌측상엽절제술 시행후 외래 추적관찰 중

최종진단

폐암(Non-small cell carcinoma, Adenocarcinoma)

해설

고립성 폐결절은 폐음영으로 완전히 둘러싸인 직경 3cm 미만인 한 개의 결절을 의미한다. 고립성 폐결절은 감별진단으로 많은 원인을 고려해야 한다. 고립성 결절이 가장 문제가 되는 것은 악성 종양(폐암)의 가능성때문이다. 연령, 성별, 흡연력 및 X-선 소견에 따라 악성병변의 가능성을 더욱 시사하기는 하나 절대적은 아니다. PET에서 이상 소견(high uptake)은 악성 예측 가능성을 매우 높여 준다.

참고문헌

1. Ost D, Fein AM, Feinsilver SH. The Solitary pulmonary nodule. *N Engl J Med.*2003; 348: 25: 35-42.
2. 김규식, 임성철, 고영춘 외. 〈폐결절에서 FDG-PET의 유용성과 표준 섭취계수와 혈당농도의 상관관계〉. 《결핵 및 호흡기질환》. 2003; 55: 589-96.
3. Vansteenkiste JF. Nodules, CT-scans and PET-scans : a good partnership. *Lung Cancer.* 2004; 45: 29-30.

흉부 X선 사진

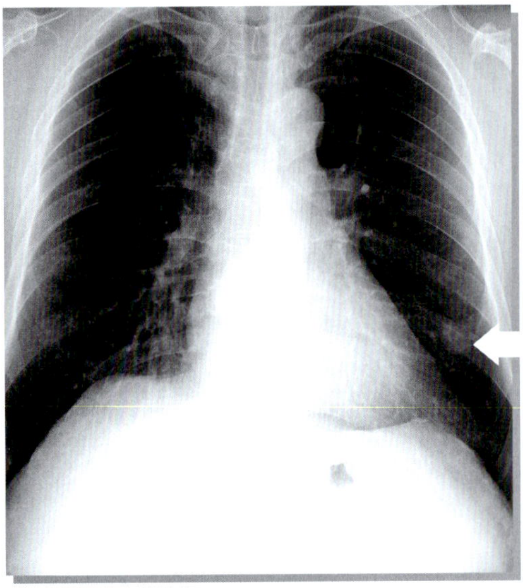

■ 사진 7-A.

단순 흉부 X선 사진: 좌측폐 하부에 직경 약 2cm의 경계가 좋은 폐결절(화살표)이 관찰됨.

흉부 CT선 사진

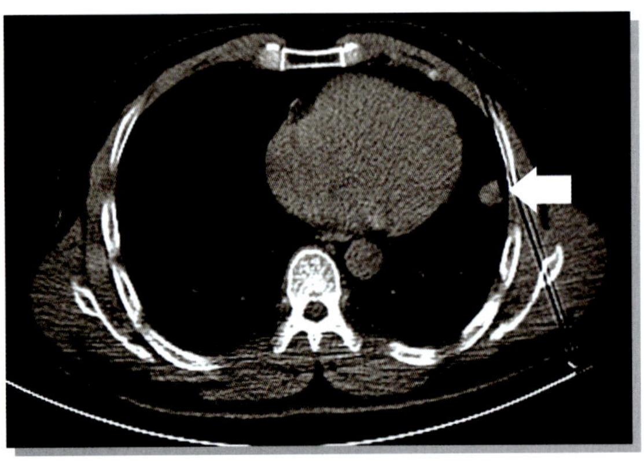

■ 사진 7-B.

흉부 CT 스캔(mediastinal setting without contrast enhancement): 좌측 설상분절에 직경 2cm의 경계가 좋고 내부가 균일한 폐결절(화살표)이 관찰됨.

기타

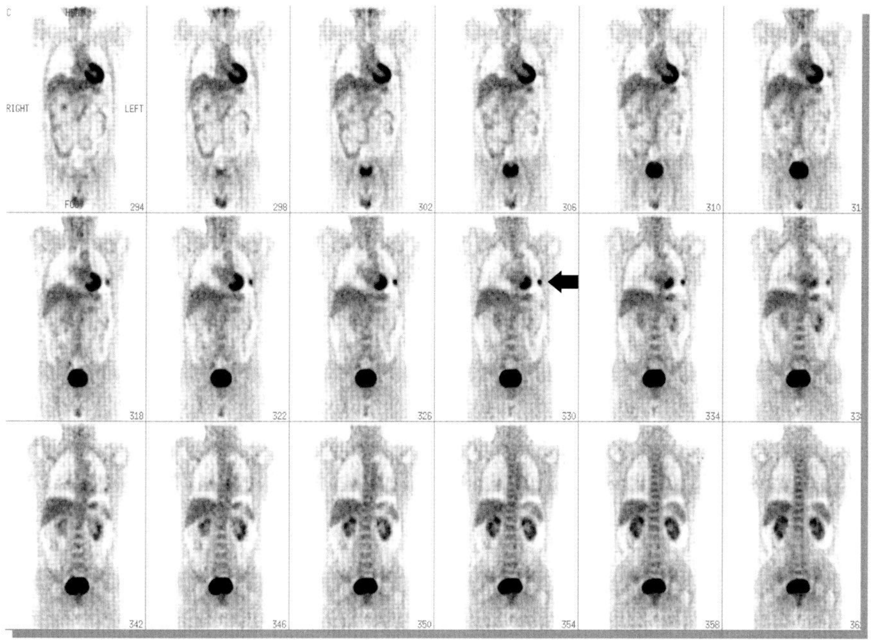

■ **사진 7-C.**

양전자 방출단층촬영(PET 스캔): 좌측 설상분절의 폐결절(화살표)은 high FDG uptake를 보임.

병리소견사진

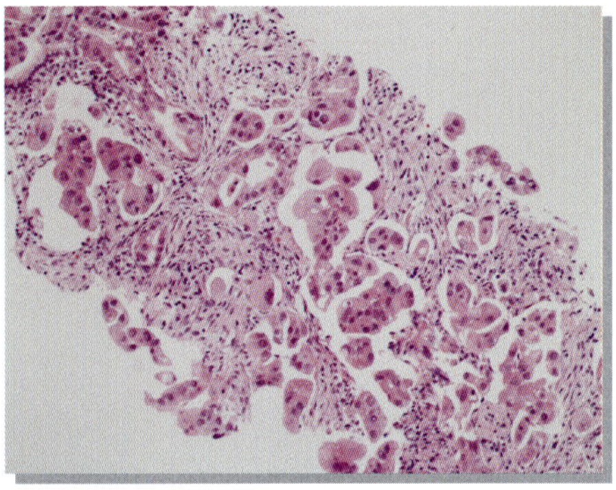

❶

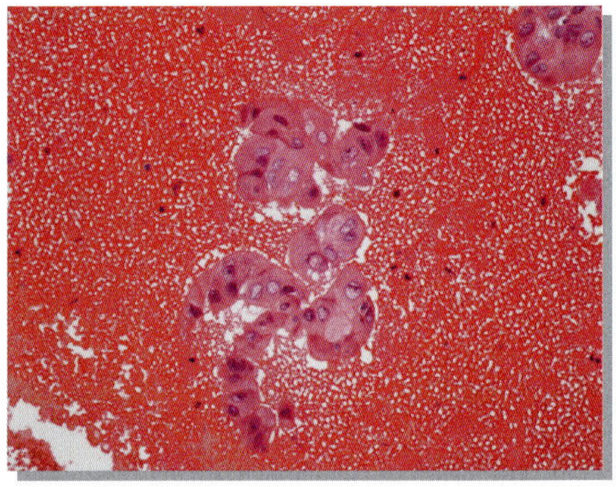

❷

■ **사진 7-1 and 2.**

폐 경피 침생검과 cell block: 풍부한 호산성 폐포질을 가진 큰 종양세포들이 부분적으로 샘구조를 이루고 있음. 종양세포의 핵은 둥글거나 난원형으로 뚜렷한 핵소체를 가지고 있으며 세포의 정중앙 또는 한쪽으로 치우쳐서 위치함. 일부 세포들이 세포질 내에 점액을 함유한 공포를 가지고 있음(사진 7-1: H&E, ×200, 사진 7-2: H&E, ×400).

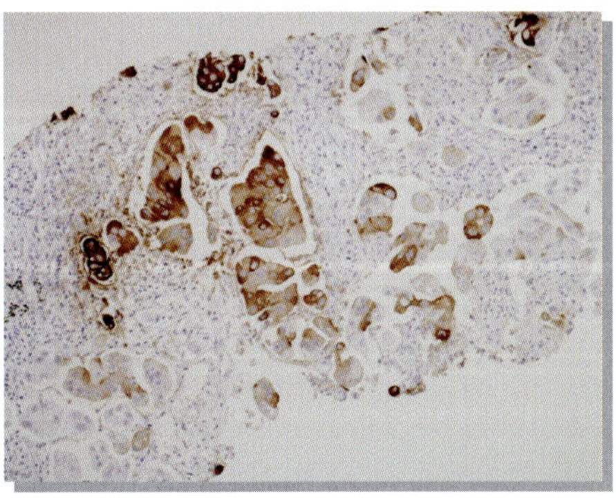

❸

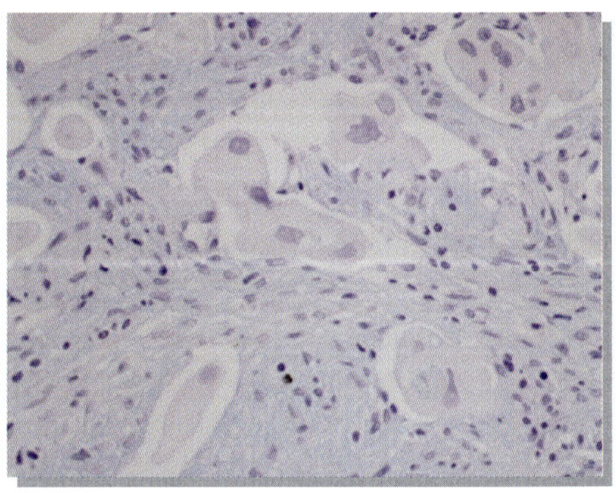

❹

■ **사진 7-3.**

면역조직화학염색 소견: 종양 세포들은 CEA 염색에 양성을 보임(ICH: CEA, ×200).

■ **사진 7-4.**

특수 염색에서 세포질 안에 있는 점액이 관찰됨 (Alcian blue, ×400).

8. 선암 (반지세포형)

Adenocarcinoma (Signet ring cell type)

증례 - 여자, 63세

주소

기침(2주 전부터)

현 병력

평소 특이 병력 없는 환자로 내원 2주 전부터 기침 있어 내원.

흡연력

없음

진찰소견

특이소견 없음

경과

내원 후 시행한 흉부 X-선 및 CT상 종괴 있어 조직검사 시행 후 폐암 진단받음.

최종진단

선암(Adenocarcinoma, Signet ring cell type)

해설

본 예는 흡연력이 없었던 여자에서 발생한 선암이다. 조직검사에서 signet ring cell이 나오기 때문에, 소화기 계통의 장기에서 전이된 폐암을 감별하여야 한다. 소화기 계통 검사에서 특별한 종양이 없었기 때문에 원발성 폐선암(signet ring cell type)으로 진단했다.

흉부 X선 사진

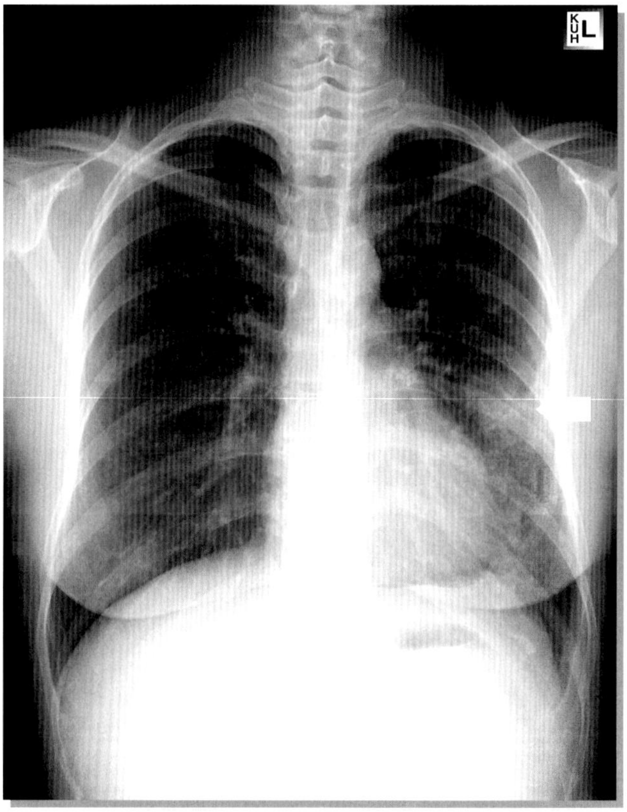

■ 사진 8-A.

단순 흉부 X선 사진: 좌측폐 중간에 직경 약 3cm 크기의 경계가 좋지 않은 이상음영(화살표)이 관찰됨.

흉부 CT 사진

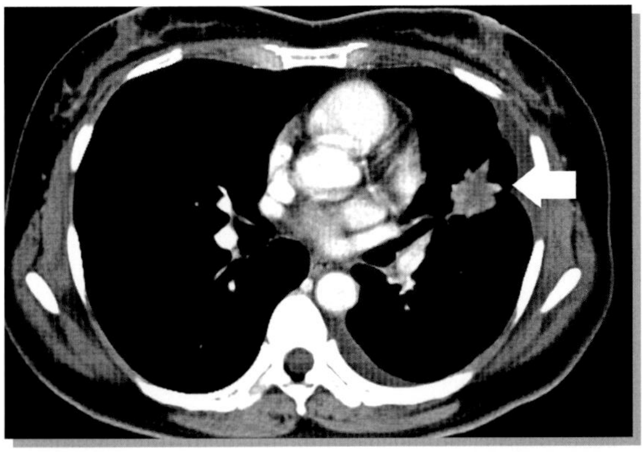

Ⓑ

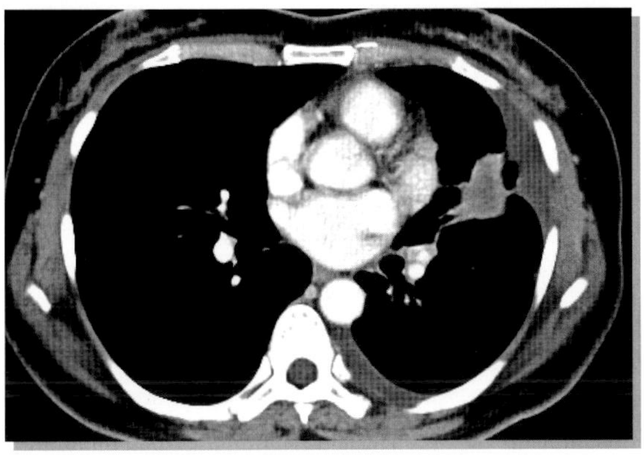

Ⓒ

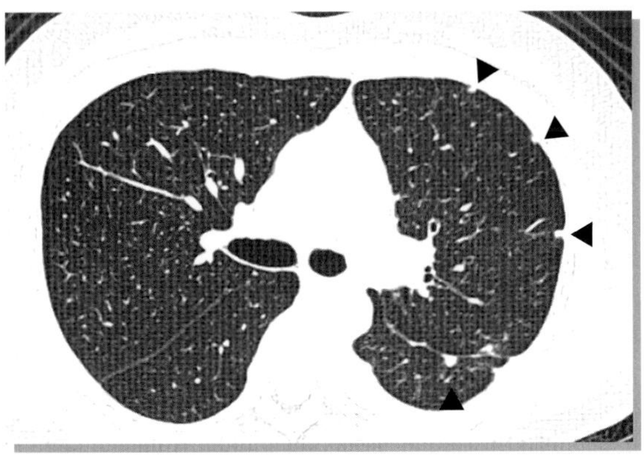

Ⓓ

■ **사진 8-B, C and D.**

흉부 CT 스캔(mediastinal and lung settings): 좌측 설상분절에 경계가 좋은 엽상의 종괴(화살표)가 관찰됨. 좌측 주엽간열의 작은 결절(화살표머리)과 좌측 흉수가 동반되어 있으며 이는 흉막 전이를 시사함.

병리소견사진

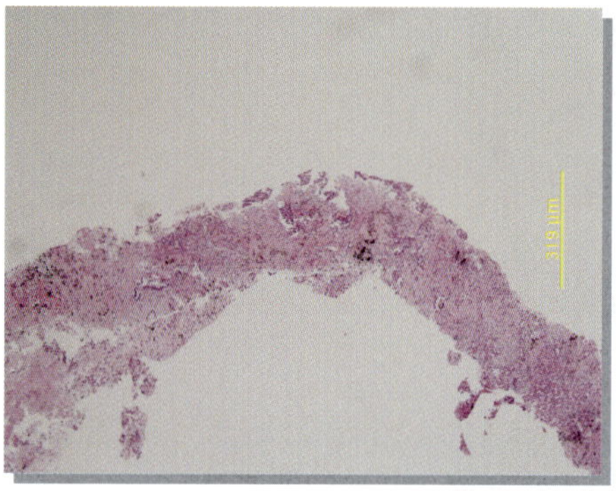

Ⓐ

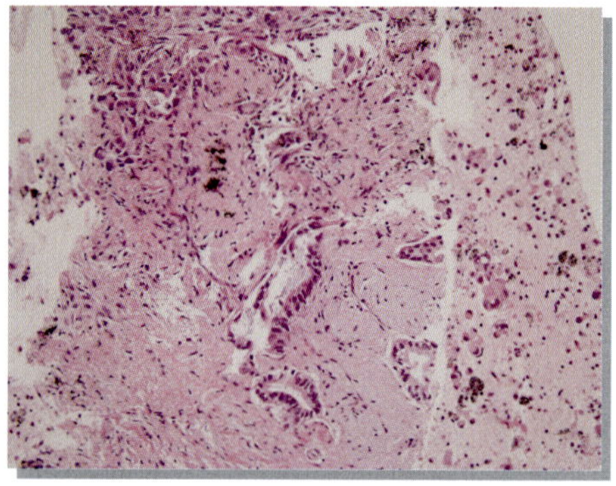

Ⓑ

■ 사진 8-1 A and B.

A. 폐경피 침생검 소견 (H&E, ×40). B. 저배율 소견 상 잘 형성된 샘구조와 점액이 관찰됨(H&E, ×100).

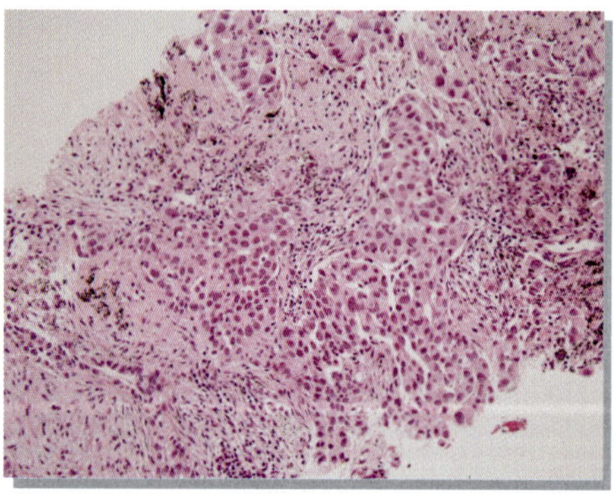

■ 사진 8-2.

농염된 핵과 풍부한 호산성 세포질을 가지는 종양세포들이 샘구조를 형성하며 섬유화된 기질을 침윤하고 있음(H&E, ×200).

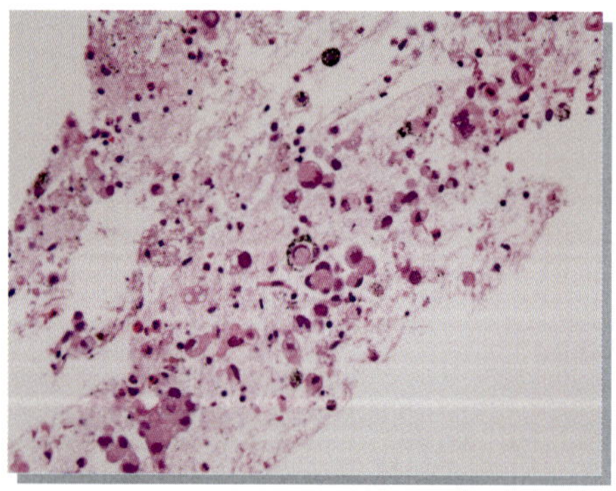

■ 사진 8-3.

떨어져 나온 종양세포의 일부는 세포질 내의 풍부한 점액으로 인하여 핵이 한 쪽으로 치우쳐 있는 소위 "인환세포" 또는 "반지세포(signet ring cell)" 의 형태를 가짐(H&E, ×400).

9. 선암 (고립성 폐결절)

Adenocarcinoma (SPN)

증례 - 남자, 60세

주소

흉부 X-선 촬영 결과 이상소견 발견

현 병력

건강검진상 우연히 발견된 폐종괴 검사 위해 내원.

호흡기 증상 없음

진찰소견

특이사항 없음

수술소견

폐 좌하엽 절제술

선암, 세기관지 폐포암종과 생꽈리 양상

종양크기 3.4cm

종양 인접부위 림프절 전이 없음

경과

경피 침생검 결과 비소세포폐암 진단하에 좌하엽 절제술 및 종격동 림프절 절제술 시행함.

최종진단

폐선암(Adenocarcinoma)

해설

폐선암은 최근에 발생 빈도가 늘고 있으며, 우리나라에서도 조만간 서구나 일본의 경우와 같이 가장 흔한 폐암이 될 것으로 예상된다. 비흡연자, 젊은 연령에서 많이 발생하며 여성의 폐암 중에서는 빈도가 가장 높다. 선암은 말초형이 흔하고 고립성 폐결절 형태의 폐암 중 60%는 선암이다. 선암의 한 형태인 세기관지 폐포암은 폐포벽을 따라 증식하고 경계가 불명확하고 폐렴모양의 경결(consolidation)형태로 나타나 폐렴과의 감별이 힘들어 진단이 늦어질 수 있다.

참고문헌

1. Mooi WJ. Common Lung Cancer. In : *Spencers pathology of the Lung*. Haseleton PS ed. 5th ed. New York: McGraw-Hill, 1996. p. 1031-41.

흉부 X선 사진

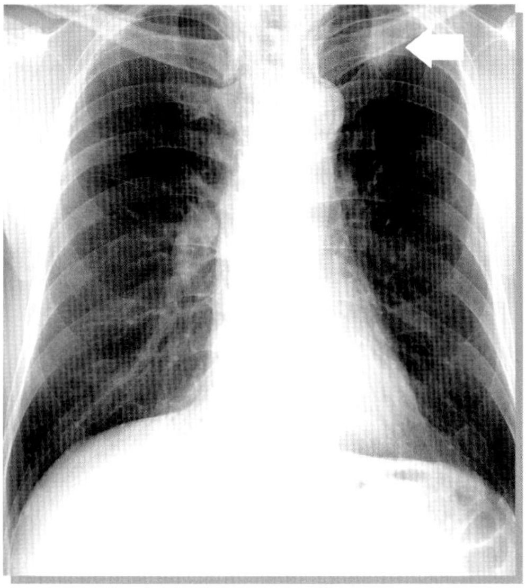

■ 사진 9-A.

단순 흉부 X선 사진: 좌측폐 상부에 직경 약 3cm의 경계가 불명확한 결절성 음영(화살표)이 관찰됨.

흉부 CT 사진

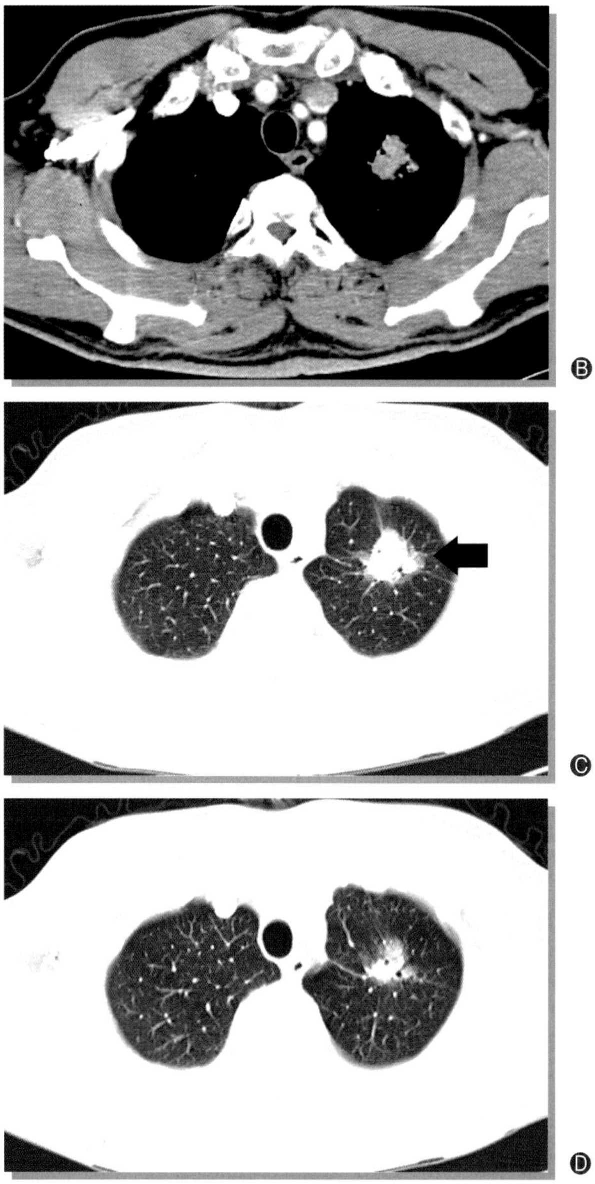

■ **사진 9-B, C and D.**

흉부 CT 스캔(mediastinal and lung settings): 좌상엽에 직경 3.6cm의 종괴(화살표)가 관찰됨. 내부에 작은 기관지 음영이 관찰되며 병변 주위로 ground glass opacity가 일부 동반되어 있음.

기타

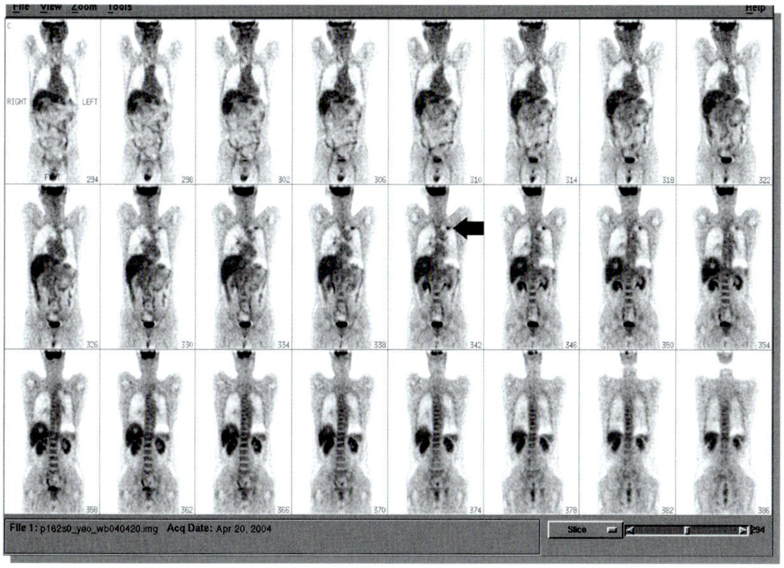

■ 사진 9-E.
양전자방출단층촬영(PET scan): 좌상엽 첨부(화살표)에 FDG uptake를 보임, peak SUV는 3.89임.

병리소견사진

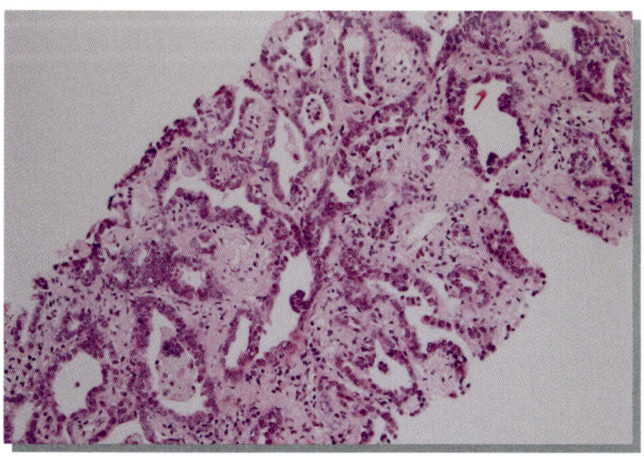

■ 사진 9-1.
방추형 또는 낮은 원주형의 종양세포들이 폐포강을 피복하고 있는 것처럼 보이는, 세기관지폐포임종(bronchioloalvelar cell carcinoma ; BAC)과 유사한 소견이 관찰됨. 폐포 사이의 격막은 섬유화와 염증세포의 침윤으로 두꺼워져 있음(H&E, ×200).

10. 선암 (종양내 골형성)

Adenocarcinoma (Bone formation in tumor)

증례 - 여자, 68세

주소

내원 2주 전부터 발생한 좌측 서혜부 동통

현 병력

평소 특이병력 없는 분으로 내원 2주 전부터 상기 증상 발생하여 정밀검사 위하여 내원.

흡연력

없음

진찰소견

좌측 서혜부 내측 부위 압통

경과

좌측서혜부와 흉부X선 사진상 발견된 좌측 폐결절의 병소에 대해 각각 경피 침생검 시행하고 비소세포폐암의 골전이로 진단하여 전이된 뼈 부위에 증상완화를 위한 방사선 치료 시행하고 이후 항암치료 시행함.

최종진단

비소세포폐암 및 골전이(Non-small cell lung cancer with bone metastasis)

해설

선암은 비교적 흔한 폐의 악성종양이며 일부에서는 종양내부에 석회화를 포함할 수 있다. 하지만, 폐 종양 내부에 골 형성을 하는 경우는 극히 드문 것으로 알려져 있다. 현재까지 4예가 보고되었다. 이 증례는 방사선학적 소견상 종양내 석회화 혹은 골화는 보이지 않았지만, 조직검사 후 병리학적으로 종양내에 골 형성(bone formation)을 보였던 경우이다.

참고문헌

1. Fraser RS, Mullar NL, et al. *Diagnosis of Diseases of the Chest.* 4th ed. Philadelphia: Saunders, 1999.
2. Hara H, Iwabuchi K, Shinada J, Yoshimura H, Kameya T. Pulmonary adenocarcinoma with heterotopic bone formation. *Pathol Int.* 2000; 50: 910-3.

흉부 X선 사진

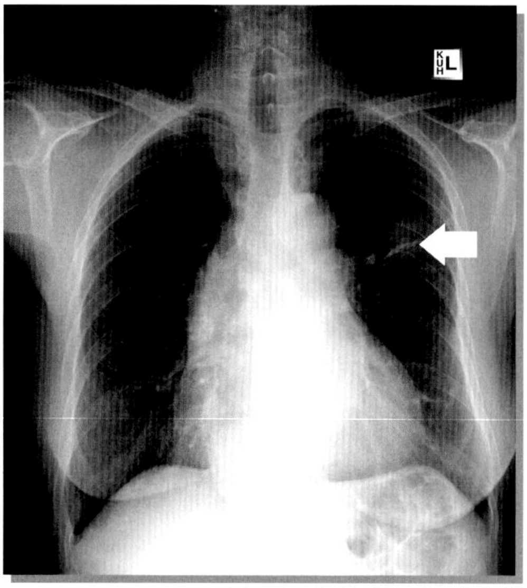

■ 사진 10-A.

단순 흉부 X선 사진: 좌측폐 상부에 직경 약 3cm 크기의 경계가 불규칙한 폐결절(화살표)이 관찰됨.

흉부 CT 사진

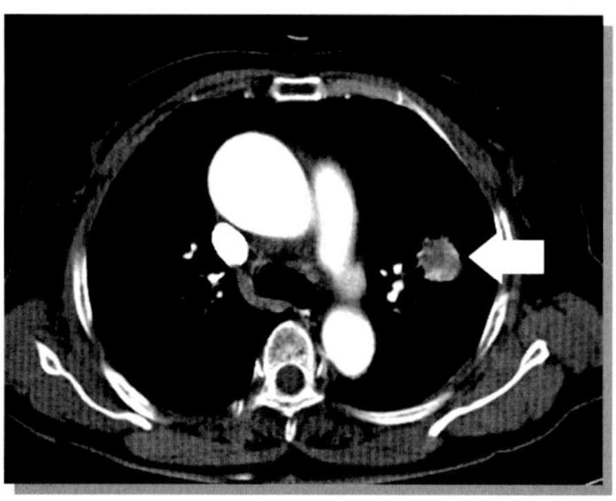

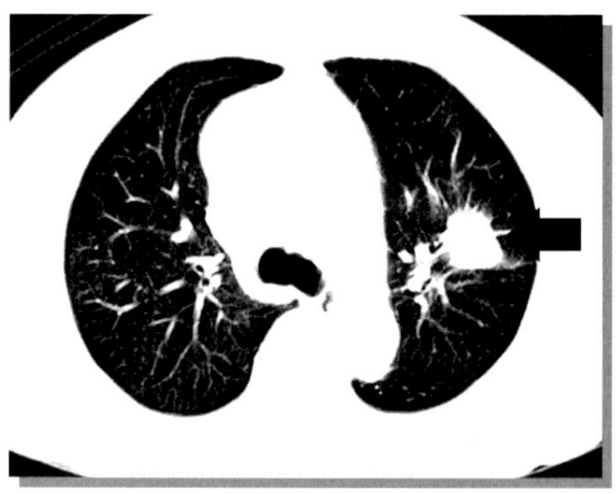

■ 사진 10-B and C.

흉부 CT 스캔(mediastinal and lung settings): 좌상엽에 직경 2.7cm의 경계가 불규칙한(spiculation) 폐결절(화살표)이 관찰됨.

병리소견사진

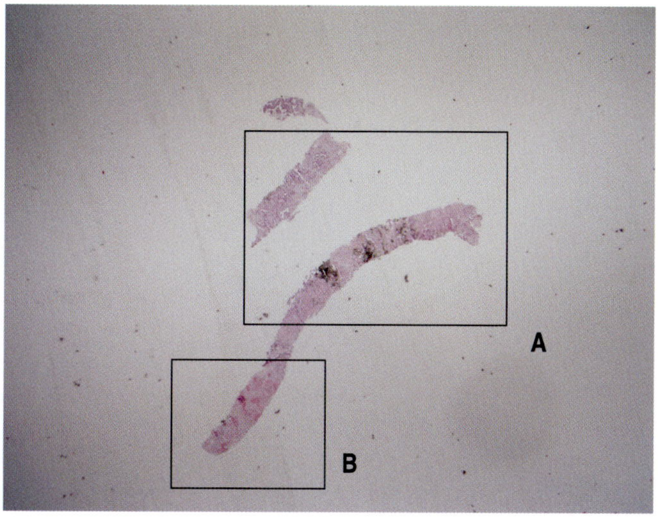

■ 사진 10-1.
경피 침생검 조직에서 샘구조로 이루어진 부분(Box A)과 mesenchymal tissue(Box B)가 함께 관찰됨(H&E, ×12.5).

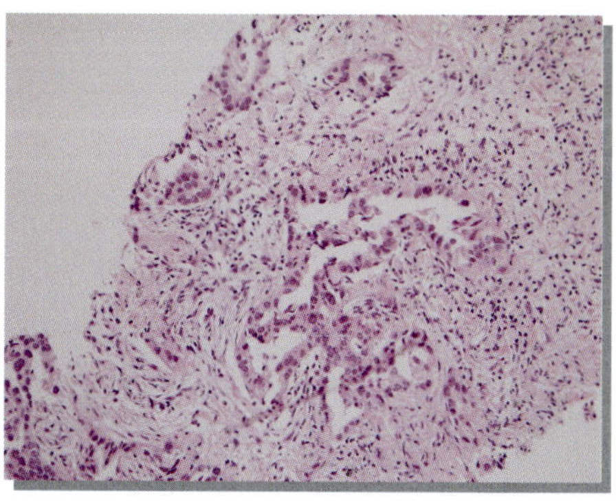

■ 사진 10-2.
샘구조로 이루어진 부분에서는 종양세포들이 불규칙한 샘구조를 이루며 기질에 침윤하고 있음(H&E, ×200).

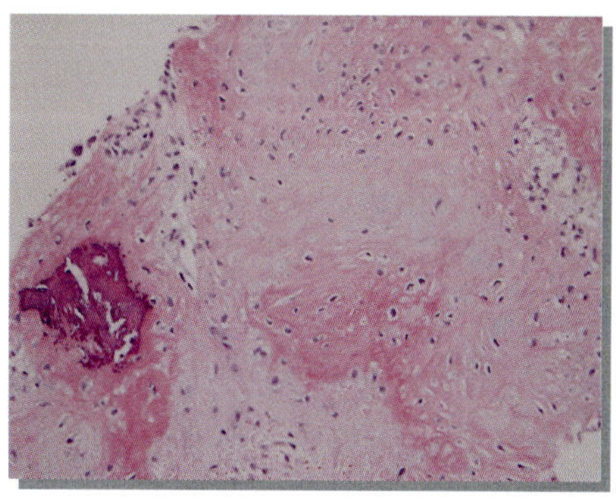

■ 사진 10-3.
중간엽조직(Mesenchymal tissue)에서는 골조직 형성과 석회화가 관찰됨. 세포학적으로 이형성이나 세포분열상이 관찰되지 않아 화생(metaplasia)으로 판단되나 종양 진체를 검사한다면 악성 골육종의 소견이 나타날 수도 있음(H&E, ×200).

11. 공동성 선암

Adenocarcinoma with cavity

증례 - 남자, 57세

주소

흉부 X-선상 이상소견

현 병력

특이 병력 없던 분으로 건강검진상 발견된 흉부 X-선상 좌하엽에 종괴 발견되어 내원.

흡연력

50갑년

진찰소견

특이사항 없음

수술소견

폐, 좌하엽 절제술

중등도의 분화를 보이는 선암(크기 2cm)

장측 흉막이 침범되어 있음. 인접 부위 림프절 침범 없음.

경과

폐경피침생검 결과 선암진단하에 좌하엽 절제술 및 종격동 림프절 절제술 시행함.

최종진단

공동성 선암(Adenocarcinoma with cavity)

해설

선암은 전체 폐암의 약 25~30% 정도를 차지하며 편평상피세포암보다 그 빈도가 높은 것으로 보고되고 있다. 선암은 말초형 종양으로 발현되는 경우가 60~70%로 전체 말초형 종양의 30~40% 정도를 차지한다. 악성을 시사하는 소견인 불분명한 경계 및 주변부 석회화를 동반할 수 있다. 이 증례는 방사선학적으로 공동을 잘 동반하는 폐 종양인 편평상피세포암을 의심했으나, 조직병리학적 소견상 선암으로 진단된 경우이다.

참고문헌

1. 임정기, 이경수. 《흉부방사선과학》. 서울: 일조각, 2000.
2. Chaudhuri MR. Primary pulmonary cavitating carcinomas. *Thorax*. 1973; 28: 354-66.

흉부 X선 사진

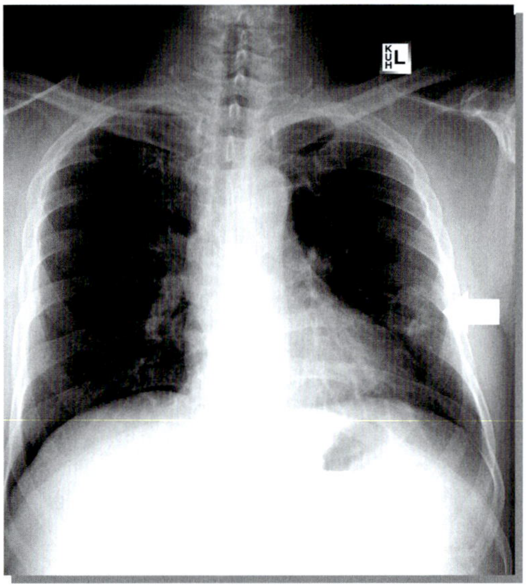

■ 사진 11-A.

단순 흉부 X선 사진: 좌측폐 하부에 직경 약 3cm 크기의 공동성 병변(화살표)이 관찰됨.

흉부 CT 사진

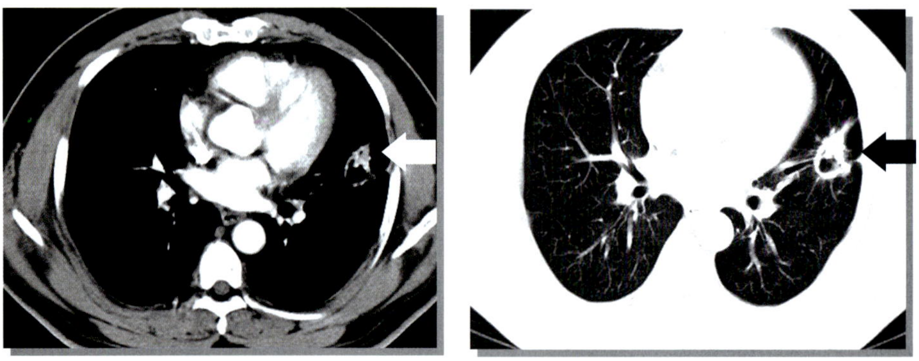

■ 사진 11-B and C.

흉부 CT 스캔(mediastinal and lung settings): 좌측 설상분절에 직경 3.1cm의 경계가 좋고, 불규칙한 내벽을 보이는 공동성 병변(화살표)이 관찰됨.

기타

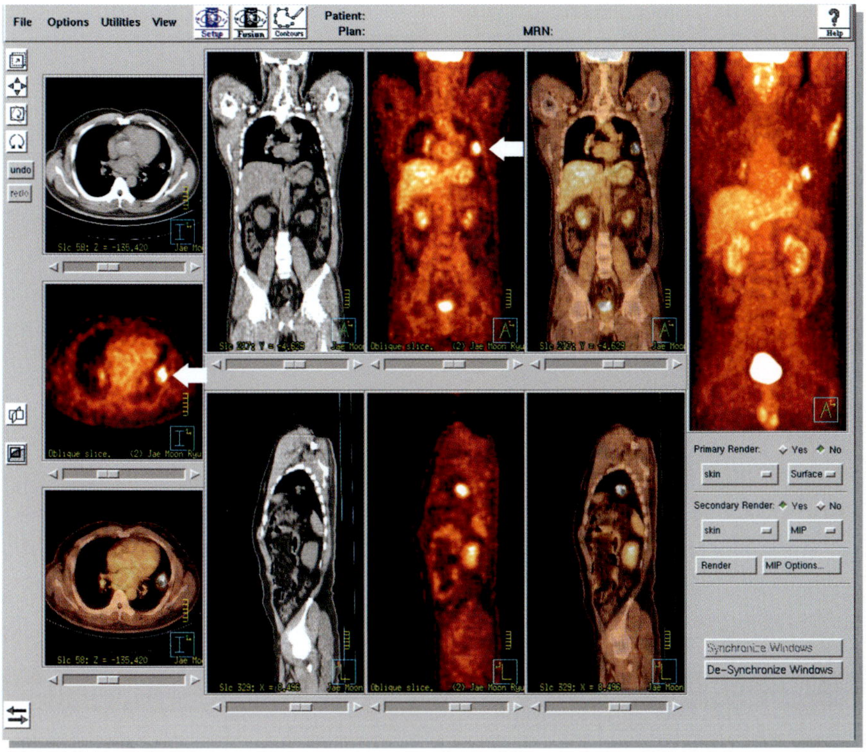

■ 사진 11-D.

양전자방출단층촬영(PET 스캔): 좌측 설상분절의 공동성 종괴는 peak SUV 4.61의 FDG uptake를 보임.

병리소견사진

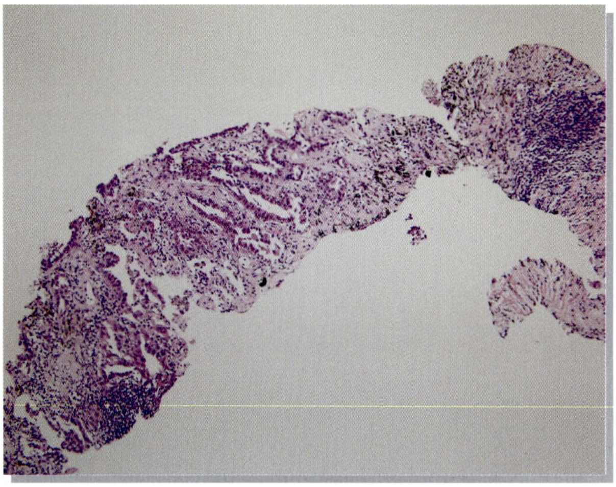

■ 사진 11-1.
폐 경피 침생검: 저배율 시야에서 두꺼운 폐포막을 피복하는 듯한 형태로 불규칙한 샘구조를 형성하고 있는 종양세포들이 관찰됨(H&E, ×100).

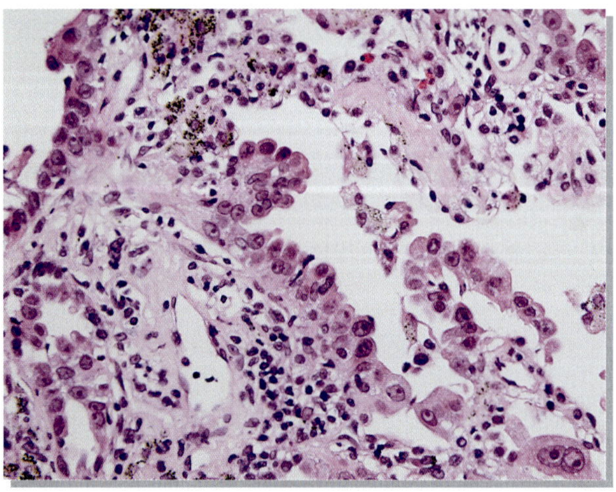

■ 사진 11-2.
고배율에서 입방형 또는 낮은 원주형의 종양 세포들은 난원형의 핵과 뚜렷한 핵소체 및 호산성의 비교적 풍부한 세포질을 보임. 세포핵의 위쪽으로 세포질이 돌출되어 보이는 'snouting' 현상이 관찰됨(H&E, ×400).

12. 낭종성 병변을 보이는 선암

Adenocarcinoma associated with cyst

증례 - 여자, 69세

주소

흉부 X-선 이상

흡연력

30갑년

현 병력

8년 전 낭종성 병변이 발견되었고 경과 관찰중 크기가 증가하고 모양이 변화되어 내원.

진찰소견

이상소견 없음

수술소견

우하엽 절제술

분화도가 좋은 생꽈리 모양의 선암. 4cm 크기

장측 흉막 침범하고 인접 부위 림프절 침범 안함.

경과

폐경피침생검 결과 선암으로 진단되었고, 수술가능한 병기로 사료되어 우하엽 절제술 시행함.

최종진단

낭종성 병변을 보이는 선암(Adenocarcinoma associated with cyst)

해설

이 증례는 공동을 보이는 종괴성 폐암과는 모양이 다르다. 공동성 종괴는 일단 결절 혹은 종괴를 형성한 폐암에서 후에 허혈성 괴사가 종괴 내부에 발생하여 이차적으로 괴사부위가 기관지를 통해 빠져나가면서 공동을 형성하는 기전을 갖고 있다. 그렇지만 이 증례는 처음에 낭성 병변으로 관찰되어 선천성 낭성 질환으로 의심하였으며 이후 추적검사중에 점차 내부에 고형성 병변이 발생하는 것을 보고 단순한 선천성 병변이 아니라 악성 종양의 가능성이 의심되어 경피적 바늘조직생검(percutaneous needle biopsy)을 시행하여 폐 선암으로 확진된 경우이다. 일반적으로 폐 선암은 고형성 결절 혹은 종괴로 발견되며 이 예와 같이 낭성 병변으로 처음에 보이는 것은 매우 드문 경우이다. 따라서 이런 경우는 폐암 진단이 흔히 지연된다. 처음의 낭성 병변이 폐 선암 자체인지 아니면 폐의 기포 혹은 선천성 병변이 기왕에 있다가 여기서 선암이 이차적으로 발생한 것인지는 아직 확실히 알려진 바는 없다.

참고문헌

1. Lehar TJ, Carr DT, Miller WE, Payne WS, Woolner LB. Roentgenographic appearance of bronchogenic adenocarcinoma. *Am Rev Respir Dis*. 1967; 96: 245-8.
2. Chaudhuri MR. Primary pulmonary cavitating carcinomas. *Thorax*. 1973; 28: 354-66.
3. Ogawa D, Shiota Y, Marukawa M, Hiyama J, Mashiba H, Yunoki K, Imai S, Motohiro K, Sasaki N, Taniyama K. Lung cancer associated with pulmonary bulla. case report and review of literature. *Respiration*. 1999; 66: 555-8.

흉부 X선 사진

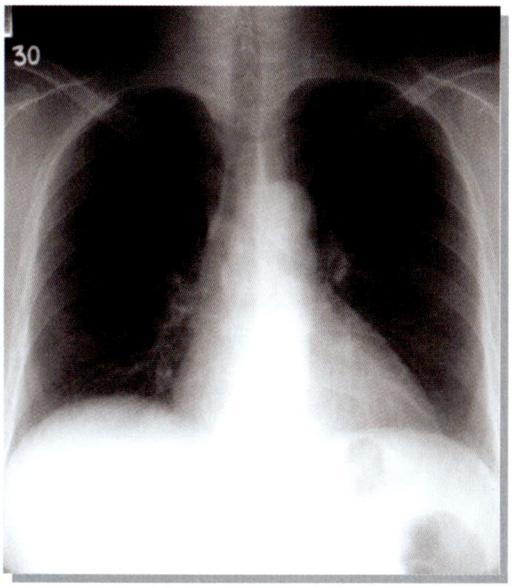

■ **사진 12-A.**
단순 흉부 X선 사진: 정상 소견.

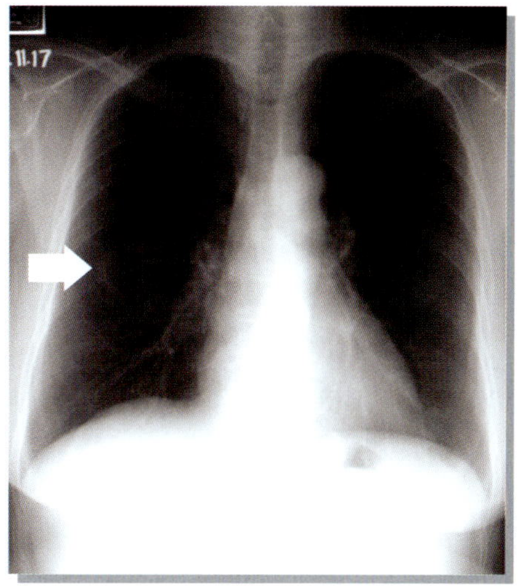

■ **사진 12-B.**
단순 흉부 X선 사진: 2년 후 촬영한 사진에서는 우측폐 중부에 낭성 병변(화살표)이 관찰됨.

흉부 CT/ X선 사진

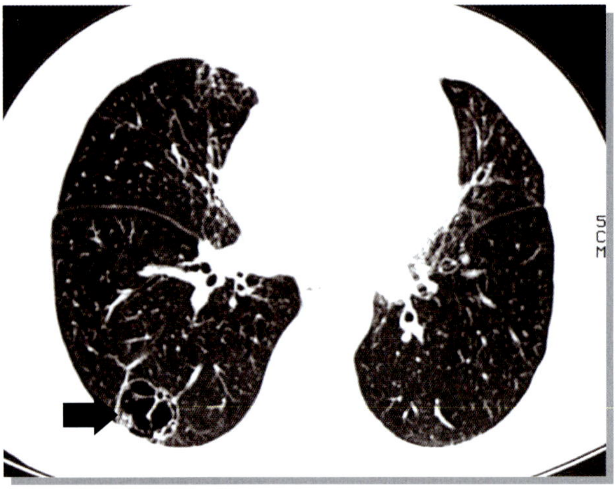

■ 사진 12-C.

흉부 고해상 CT 스캔 : 사진 12-B와 같은 시기에 촬영된 고해상 CT 스캔상 우하엽에 여러 개의 중격을 가지는 낭성 병변(화살표)이 관찰됨.

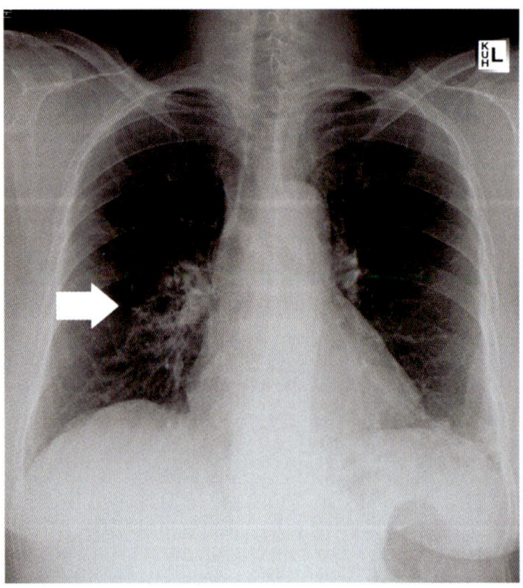

■ 사진 12-D.

단순 흉부 X선 사진: 다시 6년 후 촬영한 사진에서는 우측폐 중부의 낭성 병변(화살표)의 크기가 조금 증가되었으며 병변 내부로 연부조직의 증식이 관찰됨.

흉부 CT 사진

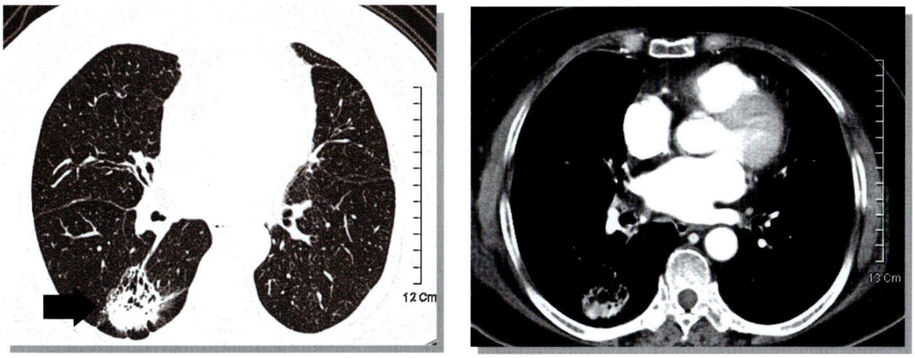

■ 사진 12-E and F.

흉부 CT 스캔(mediastinal and lung settings): 사진 12-D와 같은 시기에 촬영된 사진으로 우하엽에 보이던 낭성 병변(화살표)의 내부로 연부조직의 증식이 관찰됨.

병리소견사진

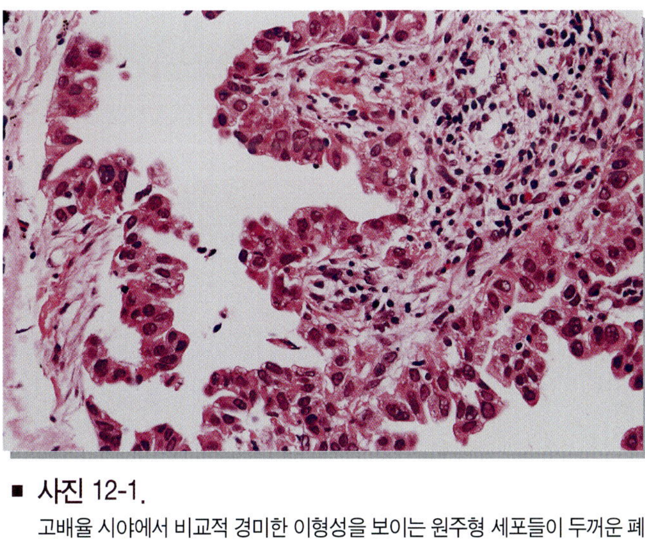

■ 사진 12-1.

고배율 시야에서 비교적 경미한 이형성을 보이는 원주형 세포들이 두꺼운 폐포벽을 피복하는 소위 "세기관지폐포암과 유사한 소견(BAC pattern)" 이 관찰됨. 일부 세포들은 핵내 위봉입체(pseudoinclusion)를 가지고 있음(H&E, ×400).

병리소견사진

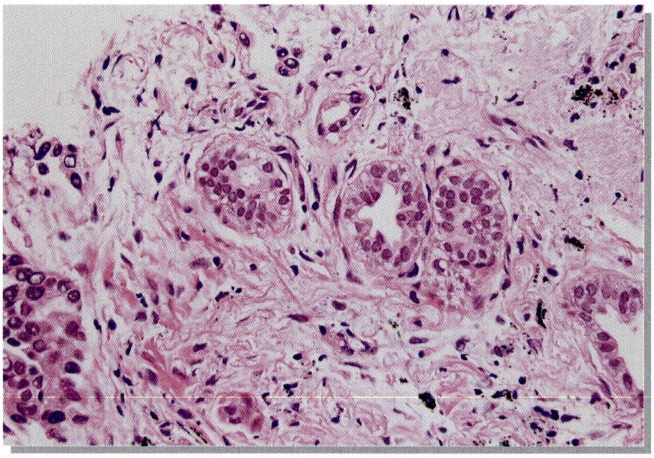

■ 사진 12-2.

부위에 따라서는 암세포들이 작은 샘구조를 형성하기도 하고 단독으로 기질을 침윤하는 소견도 관찰됨 (H&E, ×400).

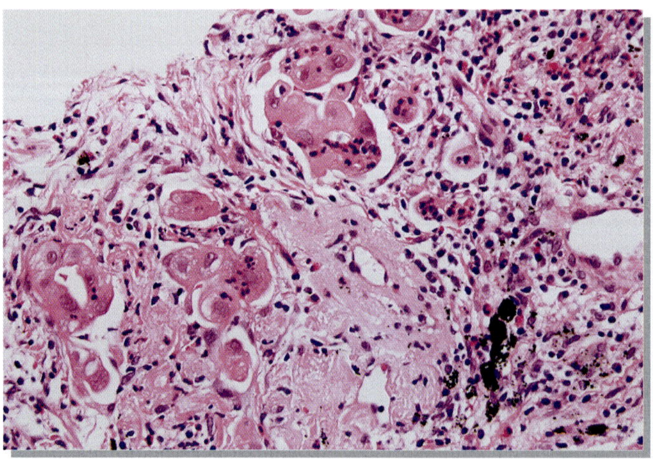

■ 사진 12-3.

일부 종양세포들은 세포질이 호산성으로 매우 풍부하며 염증 세포들이 세포질 안으로 침윤하는 'emperipolesis' 소견을 보여 거대세포암종과 유사한 소견을 보이기도 함(H&E, ×400).

13. 천천히 자란 소세포폐암

Slow-growing small cell lung cancer

증례 - 남자, 61세

주소

내원 1개월 전부터 발생한 호흡곤란

현 병력

약 1년 전 시행한 종합건강검진상 비전형적인 폐침윤 있어 호흡기내과 외래 추적 검사 중 시행한 흉부 전산화 단층 촬영 결과 기관 분기 하부림프절종(subcarinal lymphadenopathy)을 비롯한 다발성의 종격동림프절 종대 발견되어 검사 위해 내원.

흡연력

20갑년

진찰소견

특이사항 없음

기관지경검사

특이사항 없음

수술소견(흉강경)

2×2cm 크기의 기관 분기부 하부 림프절이 단단하게 고정되어 있고 주변조직과 유착이 심했으며 절개생검상 대부분이 괴사된 양상을 보였고 폐종괴는 관찰되지 않음.

연조직 기관분기 하부 림프절 조직 검사

경과

흉강경하 기관 분기하부 림프절에 대해 조직검사 시행하였고 소세포폐암 진단되어 항암치료 및 방사선 병합치료 실시하였다.

최종진단

소세포폐암(Small cell lung cancer)

해설

소세포폐암은 일반적으로 폐암 중에서 성장속도가 매우 빠르며 예후가 나쁜 폐암에 해당된다. 한 연구에 의하면 소세포암의 성장 배가시간(doubling time)은 86일 정도 되는 것으로 알려져 있다. 소세포폐암은 방사선학적으로 원 폐암병소는 크기가 비교적 작지만 폐문 및 종격동의 전이성 림프절들이 매우 커져 있는 상태로 발견되는 경우가 흔하다. 이 증례에서는 처음에 몇 개의 종격동 림프절이 약간 커진 상태로 우연히 발견되었으며 폐에 다른 병변이 없어 우리나라에서 흔한 결핵성 림프절 병변을 의심하였었다. 이후 1년 뒤 촬영한 CT에서 종격동 림프절이 더 커져서 악성질환을 감별하기 위해 흉강경을 이용한 조직생검을 하였으며 결과는 소세포폐암으로 확진되었다. 이 증례는 일반적인 소세포폐암에 비해 매우 천천히 자라는 비전형적인 성장률을 보인 소세포암의 예이다.

참고문헌

1. Arai T, Kuroishi T, Saito Y, Kurita Y, Naruke T, Kaneko M. Tumor doubling time and prognosis in lung cancer patients: evaluation from chest films and clinical follow up study. Japanese Lung Cancer Screening Research Group. *Jpn J Clin Oncol.* 1994; 24: 199-204.
2. Pearlberg JL, Sandler MA, Lewis JW Jr, Beute GH, Alpern MB. Small cell bronchogenic carcinoma: CT evaluation. *Am J Roentgenol.* 1988; 150: 265-8.

흉부 X선 사진

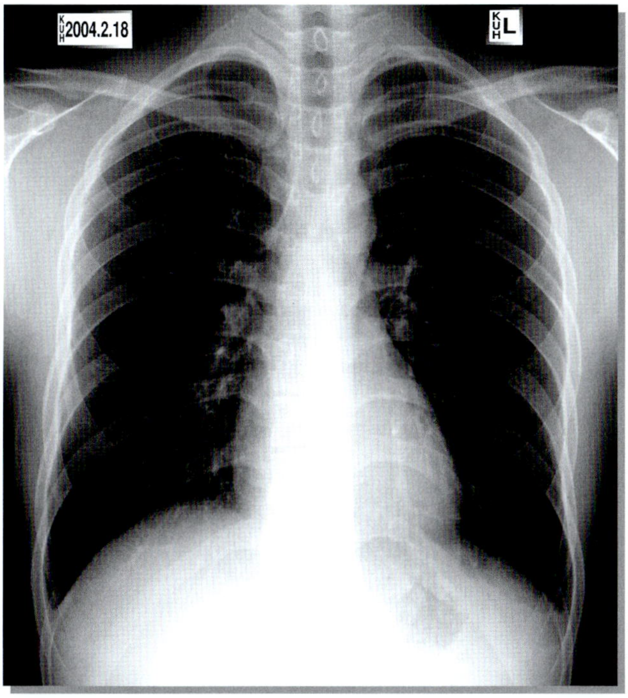

■ 사진 13-A.
단순 흉부 X선 사진: 정상 소견

흉부 CT 사진

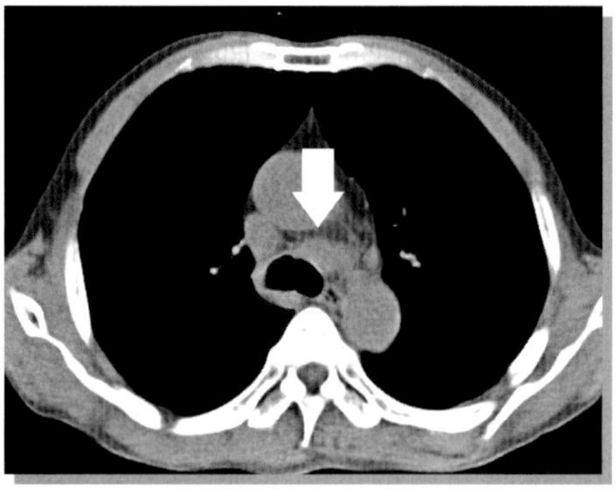

Ⓐ

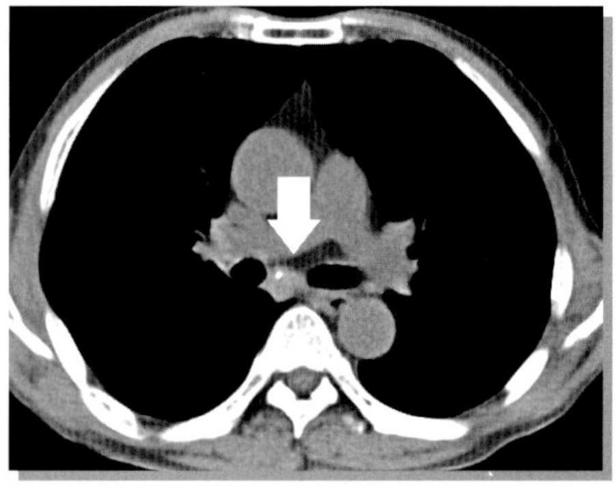

Ⓑ

■ 사진 13-B and C.

흉부 CT 스캔(mediastinal setting without contrast enhancement): 좌측 기관지주위 림프절(화살표)과 기관분기하부 림프절(화살표)의 종대를 보임.

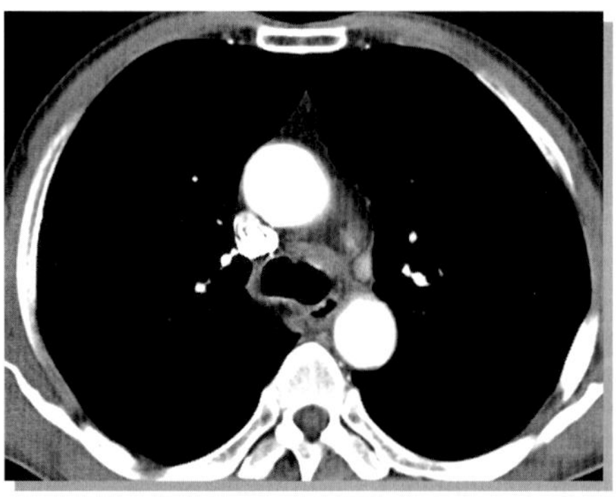

Ⓒ

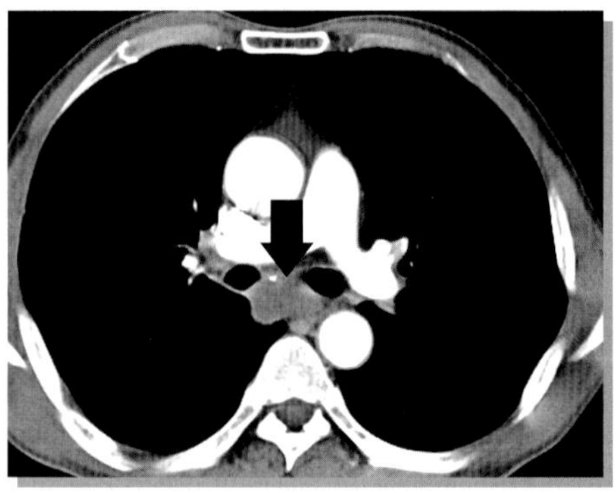

Ⓓ

■ 사진 13-D and E.

흉부 CT 스캔(mediastinal setting with contrast enhancement): 약 1년 후 촬영한 흉부 CT 스캔에서는 기관분기하부 림프절(화살표)의 크기가 증가하였음.

병리소견사진

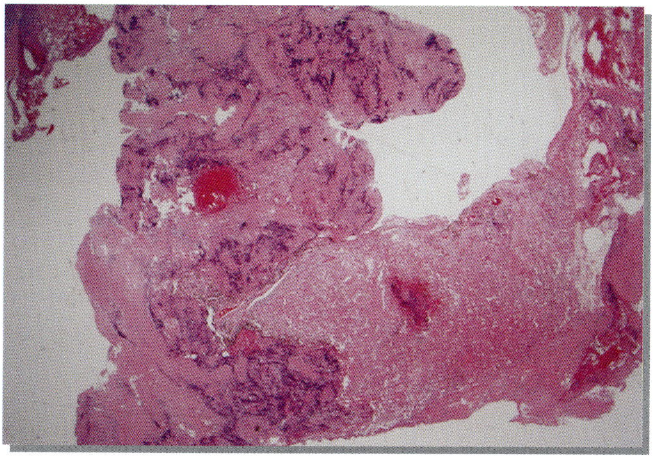

■ 사진 13-1.

흉강경하 림프절생검: 저배율 시야에서 생검된 조직의 대부분이 괴사된 상태이며 남아 있는 종양세포들이 일부 관찰됨(H&E, ×40).

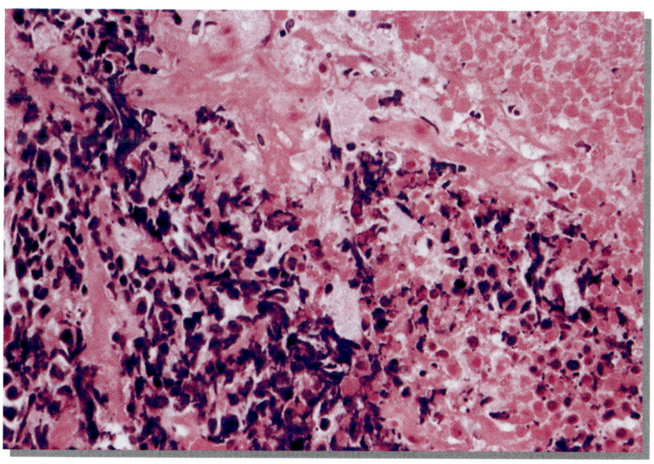

■ 사진 13-2.

고배율 시야에서 종양세포들은 세포질의 양이 매우 적고 방추형의 농염된 핵을 가지며 심한 crush artifact를 보임(H&E, ×400).

병리소견사진

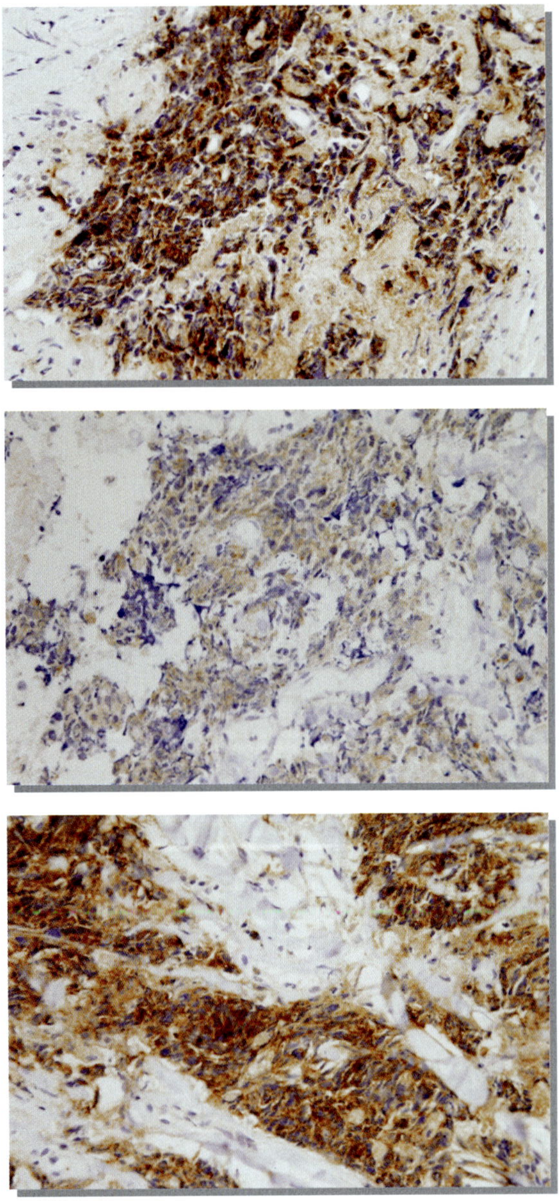

A B C

■ 사진 13-3.

면역조직화학 염색: 소세포암종의 종양세포들은 신경내분비 표지자들인 chromogranin, synaptophysin, CD56 등에 양성 반응을 보임(A : chromogranin, ×400, B : synaptophysin, ×400, C : CD56, ×400).

14. 대세포폐암

Large cell carcinoma

증례 - 남자, 49세

주소

흉부 X-선 이상소견에 대한 정밀검사

현 병력

약 2개월 전부터 간헐적인 흉부 불쾌감 및 호흡곤란 있어서 시행한 흉부 X-선 및 컴퓨터 단층촬영결과 대동맥궁 후면에 인접한 종괴 발견되었고 점차 크기가 증가하는 양상 보여 내원.

과거력

고혈압(+)

흡연력

25갑년

진찰소견

특이사항 없음

수술소견

하행 대동맥(좌측 쇄골하 동맥 기시부 아래)에 인접한 3×3cm 크기의 폐종괴. 주위의 조직에 유착되어 있음.

경과

좌상엽 절제술 후 조직검사 결과 대세포암으로 진단되어 방사선 치료 시행함.

최종진단

대세포암(Large cell carcinoma)

해설

대세포 폐암은 비소세포 폐암에 속하며 선암, 편평상피암 다음으로 발생 빈도가 높아 전체 원발성 폐암 중 약 10% 정도를 차지하는 것으로 알려져 있다. 병리조직학적으로 다른 폐암에 비해서 세포질이 풍부하며 종양 세포의 크기가 큰 편이다. 종종 다른 폐암 세포에서 보이는 형태학적 특성을 보이지 않아 미분화 암종(undifferentiated carcinoma)으로 불려지기도 한다. 이 종양은 단순흉부 X선 사진상 폐주변부의 커다란 종괴로 흔히 발견되지만 폐 어느 부위에서도 발생할 수 있다. 일부 남자 환자에서는 여성형유방증(gynecomastia)이 발생하며 이는 종양 세포에서 비정상적으로 분비하는 물질과 관련이 있다. 대세포 폐암은 다른 비소세포 폐암에 비해서 성장 속도가 빠르고 조기에 전이를 잘 하는 것으로 알려져 예후가 좋지 않은 편이다.

참고문헌

1. Cagle Philip. Tumors of the lung. In : Thurlbec KWN, Churg AM eds. *Pathology of the Lung.* 2nd ed. New York: Thieme Medical Publisher, Inc., 1995. p. 463-6.

흉부 X선 사진

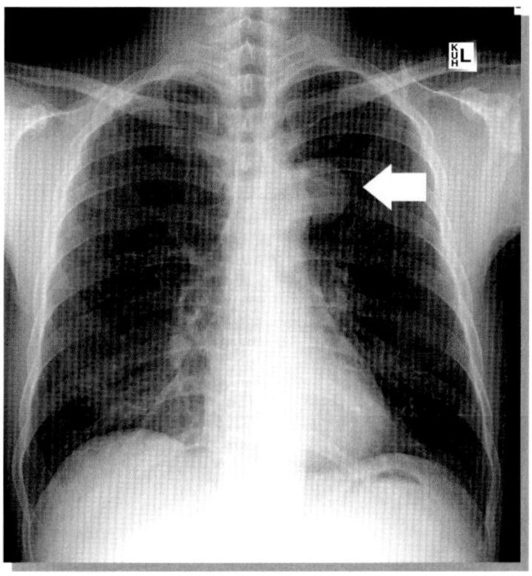

■ 사진 14-A.

단순 흉부 X선 사진: 좌측폐 상부, 대동맥궁과 인접한 부위에 3.5×2.5cm 크기의 경계가 명확한 종괴성 음영(화살표)이 관찰됨. 폐종양 혹은 후종격동 종양의 가능성이 있음.

흉부 CT 사진

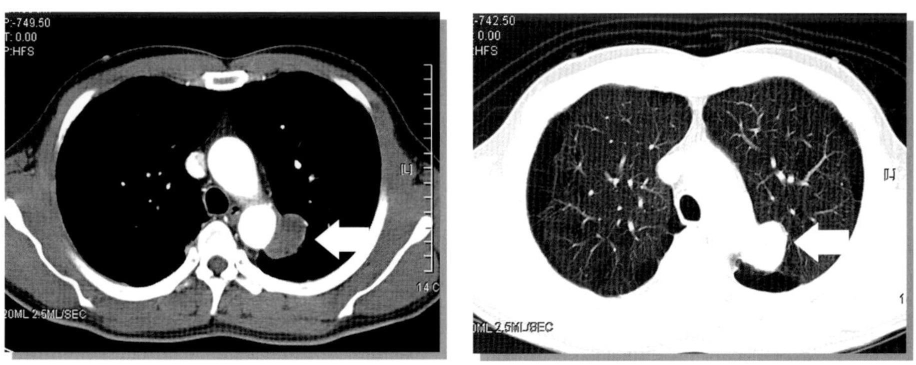

Ⓑ Ⓒ

■ 사진 14-B and C.

흉부 CT 스캔(mediastinal and lung settings): 좌상엽의 대동맥궁 후면에 인접한 3.5×2.5cm 크기의 종양(화살표)이 관찰됨. 종양의 경계는 매우 명확하며 대동맥궁의 후면에서 기원한 혈전을 내포한 대동맥류나 폐종양의 가능성이 있음.

기타

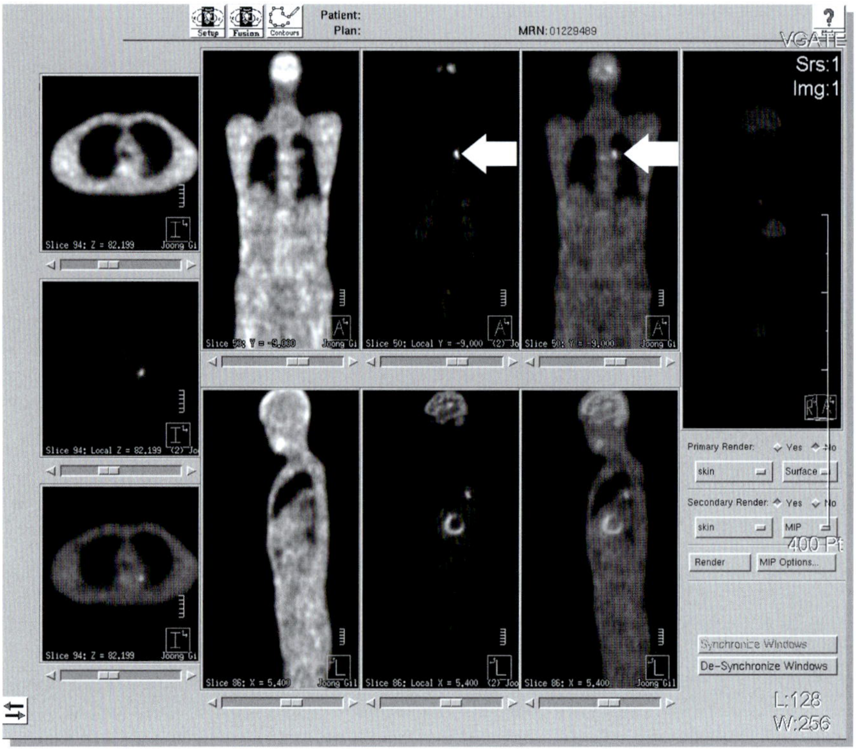

■ 사진 14-D.
양전자방출단층촬영(PET 스캔): 좌상엽의 폐병변은 peak SUV 12.34의 FDG uptake를 보임.

병리소견사진

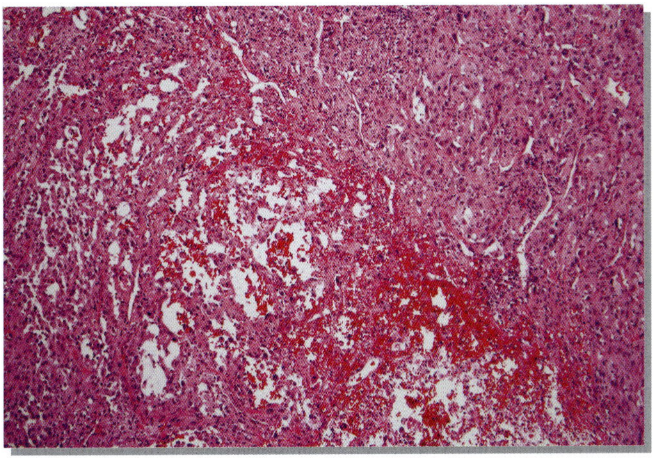

■ 사진 14-1.
풍부한 호산성 세포질을 가진 종양세포들이 미만성의 판상으로 배열되어 있음. 일부에서 출혈이 관찰됨(H&E 염색, x 200).

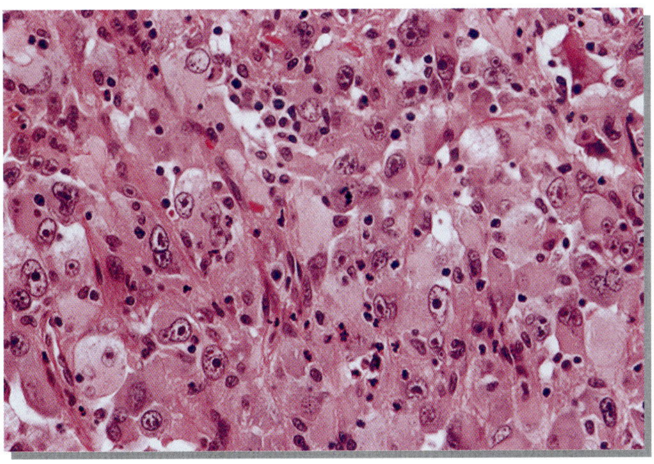

■ 사진 14-2.
고배율 시야에서 풍부한 세포질과 큰 핵, 공포성 핵 염색질과 뚜렷한 핵소체를 가진 종양세포들이 관찰되고 일부 세포들은 세포질 내에 호중구가 침윤되는 emperipolesis 현상을 보여 줌.

15. Bulla에서 발생한 폐암

Lung cancer associated with bulla

증례 - 남자, 50세

주소

혈담(내원 1개월 전부터)

현 병력

상기 환자 특이 병력 없는 분으로 내원 1개월 전부터 혈담 발생하여 투약하였으나 호전 없이 내원

흡연력

20갑년

진찰소견

우상엽부위 호흡음 감소

수술소견

1. 종괴 - 7×2×3cm 크기
2. 주변 장기침범(-)
3. 림프절 - 기관주위림프절(4); 부종(+) / 기관분지하부림프절(7); 부종(-) / 폐문림프절(10); 부종(-) / 엽간림프절(11); 부종(+)
4. 수술병기: T3N1M0; IIIa

경과

혈담으로 내원하여 우상엽절제술 시행받고 다형암(pleomorphic carcinoma) 진단받은 후 항암치료 중임

최종진단

다형암(Pleomorphic carcinoma, T3N1M0; IIIa)

해설

폐실질내에 존재하는 giant bulla에서 발생하는 폐암은 드물게 보고되어 왔다. 대부분 비소세포암이나 드물게 소세포암도 보고된다. 흡연과의 연관관계에 대한 보고도 있으며 젊은 사람에게서 잘 발견된다고 알려져 있다. 본 증례는 bulla의 벽을 따라 증식한 폐암의 경우이다.

참고문헌

1. Ogawa D, Shiota Y, Marukawa M et al.. Lung cancer associated with pulmonary bulla. case report and review of literature. *Respiration*. 1999; 66: 555 8.

흉부 X선 사진

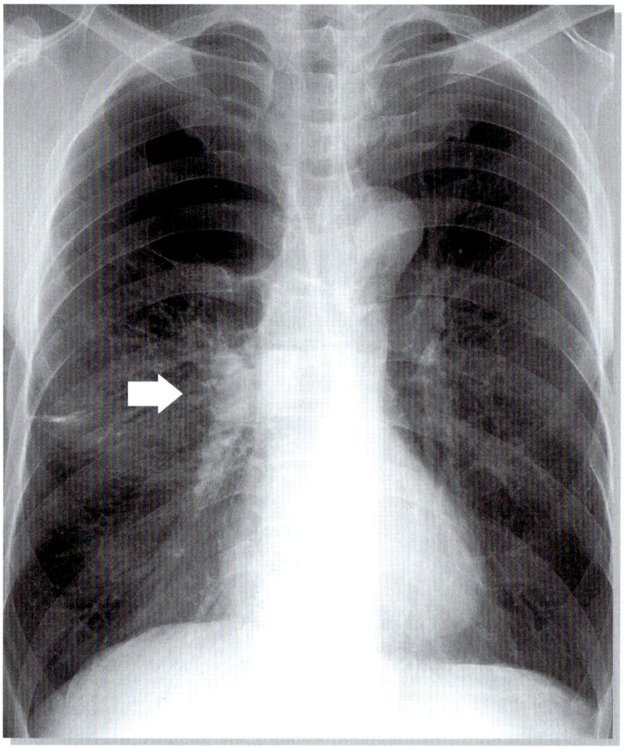

■ 사진 15-A.

단순 흉부 X선 사진: 우상부폐에 large bulla를 동반한 폐기종 소견이 관찰됨. 우측 폐문부에 경계가 불규칙한 이상 음영(화살표)이 보임.

흉부 CT 사진

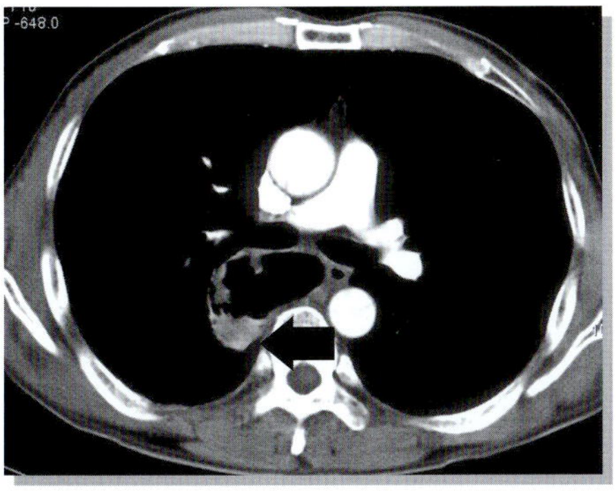

Ⓑ

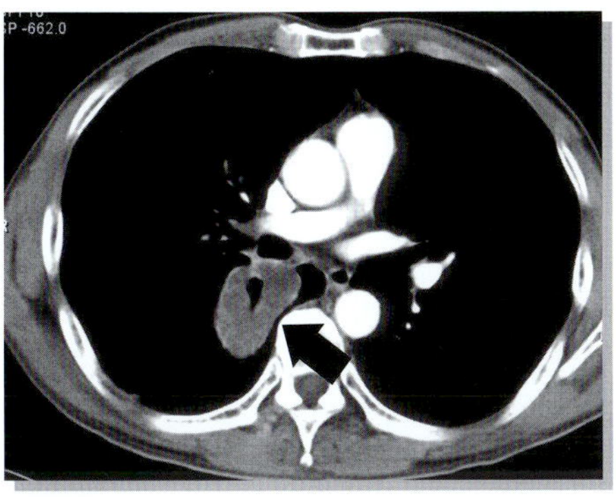

Ⓒ

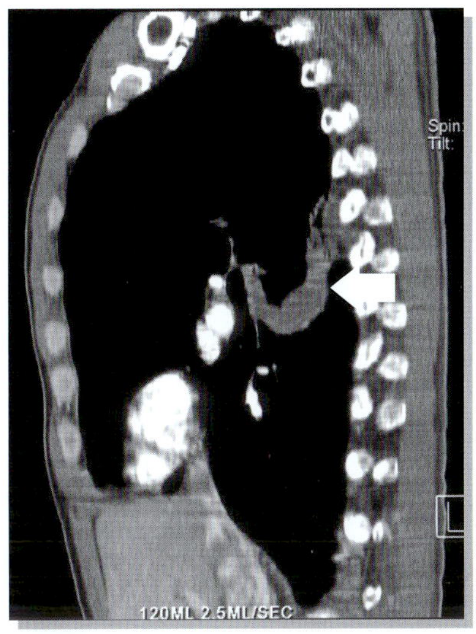

Ⓓ

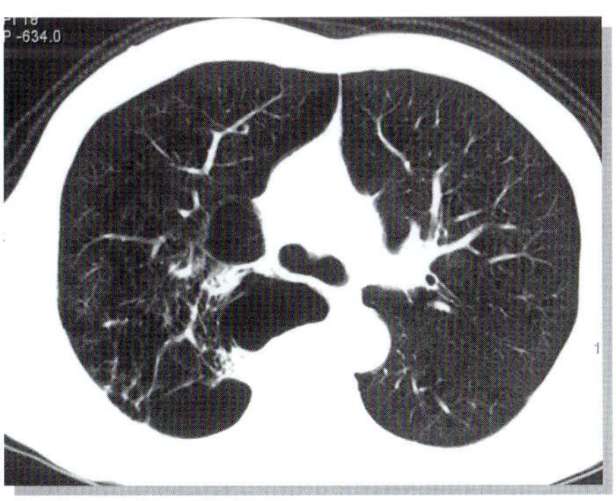

Ⓔ

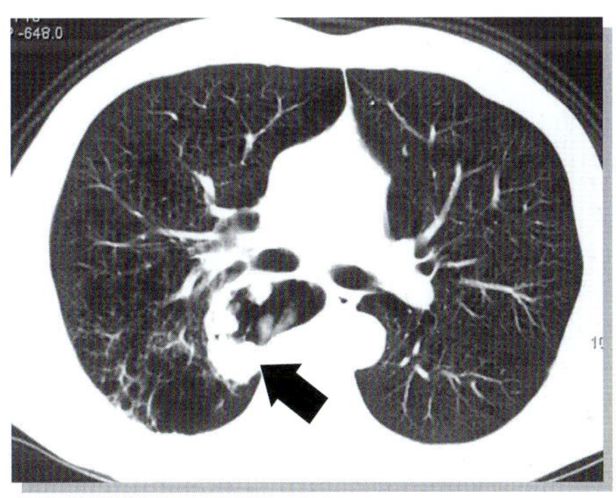

Ⓕ

■ **사진 15-B, C, D, E and F.**

흉부 CT 스캔(mediastinal and lung settings): large bulla가 우상엽에서 관찰되며 이 bulla의 후하벽을 따라 불규칙한 모양의 연부조직 병변(화살표)이 보이고 있음.

병리소견 사진

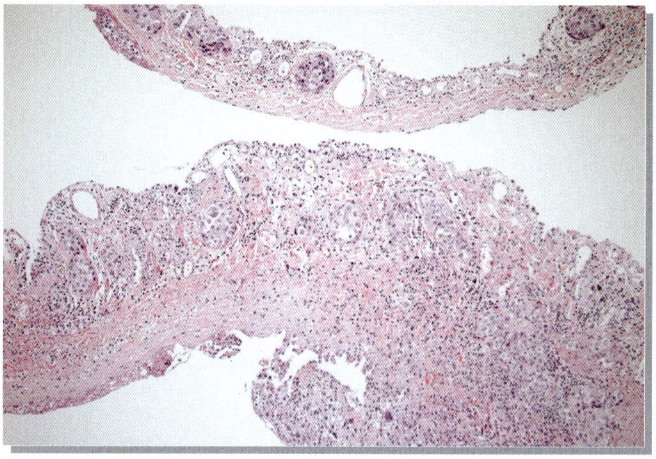

■ **사진 15-1.**
저배율 시야에서 bulla 벽을 따라서 다수의 종양세포 덩어리들이 흩어져 있는 모습이 관찰됨(H&E, ×100).

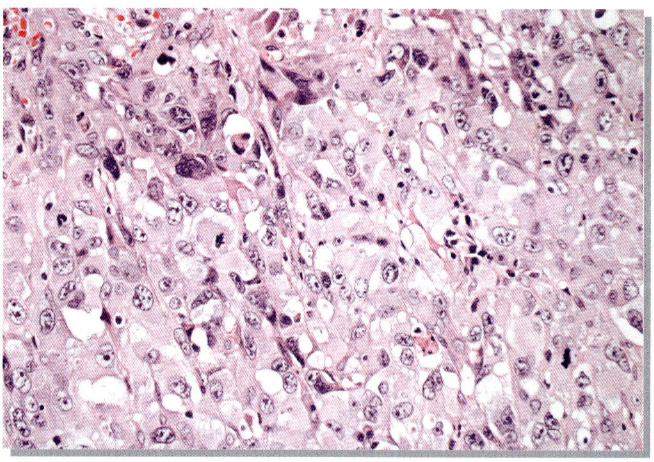

■ **사진 15-2.**
고배율 시야에서 종양세포들은 다양하고 불규칙한 형태의 핵과 풍부한 호산성 세포질을 가진 분화가 나쁜 대세포들로 구성되었음. 세포분열상이 다수 관찰됨(H&E, ×400).

16. 폐종괴로 발현한 다발성 골수종

Multiple myeloma manifesting as lung mass

증례 - 남자, 45세

주소

기침, 발열(내원 1개월 전부터)

현 병력

평소 건강하던 분으로 1개월 전부터 기침, 발열 등 있어 타병원에서 흉부 X-선 및 CT 촬영하였고, 폐종괴 소견 보여 정밀 검사 위해 내원.

흡연력

20갑년

진찰소견

특이사항 없음

검사실소견

Hb 13.2 g/dL, WBC $8.39 \times 10^3/\mu L$, PLT $382 \times 10^3/\mu L$, ESR 66 mm/hr, CRP 58.8 mg/L

IFE: Immunofixation electrophoresis of serum with polyvalent, IgG, IgA, IgM, kappa and lambda antisera shows no specific abnormal bands.

β2-microglobulin: 1.36 mg/L

Pleural fluid Analysis

SG 1.028, pH 8.0, WBC 1500(Neut.:12%, Lymp.: 88%), ADA 16.0 IU/L

Glucose 118 mg/dL, Protein 4600 mg/dL

Bone Scan(WBBS):

R/O Avascular necrosis of T9,

R/O Rapid necrotic tumor or plasma cell tumor, T9

기관지내시경 소견

우하엽 기관지의 협착, 우중엽과 우중간 기관지(RML & bronchus intermedius)에서 불규칙적인 점막침윤 소견 보임.

경과

폐종괴가 발견되어 내원한 환자로, 기관지내시경 하 조직검사상 다발성 골수종 진단 후 항암치료.

최종진단

폐를 침범한 다발성 골수종(Multiple myeloma involving the lung)

해설

다발성 골수종은 대부분 뼈 및 골수를 침범하는 질환이지만, 드물게는 골수외 형질세포종(extramedullary plasmacytoma)으로 나타나며 흉부에 발생하는 경우가 제일 많다.

본 예는 폐종괴 소견이 있어서 폐암 의심하에 검사하다가 조직검사에서 다발성 골수종으로 확진된 경우이다. 폐종괴뿐 아니라 척추 MRI에서 L4, L5 척추에 저신호강도로 보이는 병변이 있어서 척추에도 다발성 골수종이 발생했음을 알 수 있다.

참고문헌

1. Oymak FS, Karaman A, Karaman H, et al.. Pulmonary and Chest wall involvement in multiple myeloma. *Tuberk Toraks*. 2003; 51(1): 27-32.
2. Hayes-Lattin B, Blanke CD, Deloughery TG. Pulmonary and intracerebral plasmacytomas in a patient without multiple myeloma. *Am J Hematol*. 2003; 73(2): 131-4.

흉부 X선 사진

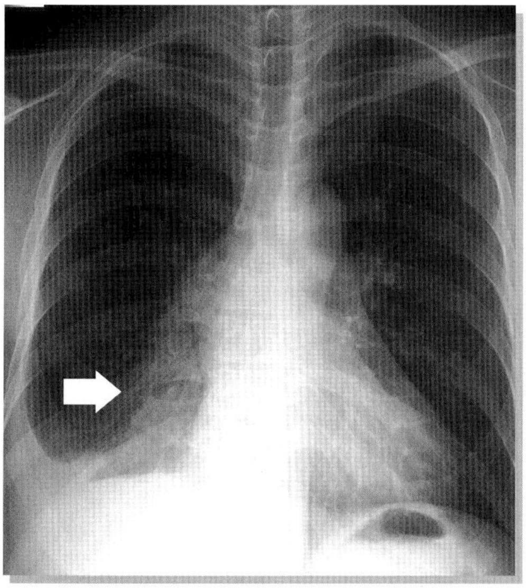

■ 사진 16-A.

단순 흉부 X선 사진: 우측 폐문부에 종괴 음영이 관찰되며 우측 폐하부에 patchy opacity(화살표)가 같이 보임. 우측에 흉수가 동반되어 있음.

흉부 CT 사진

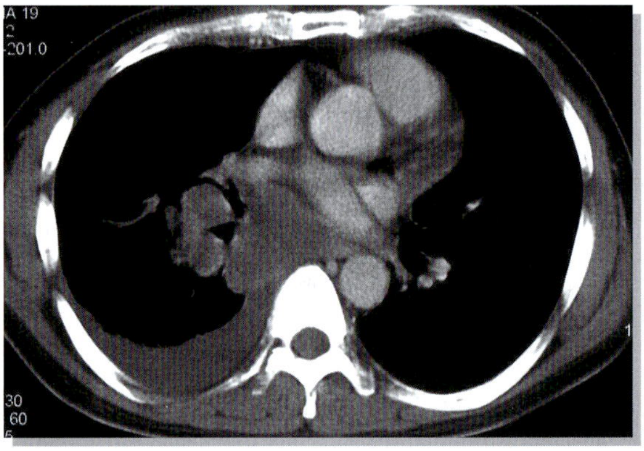

Ⓑ

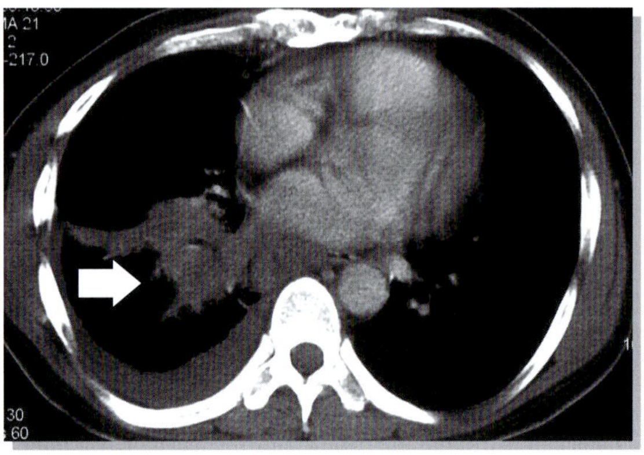

Ⓒ

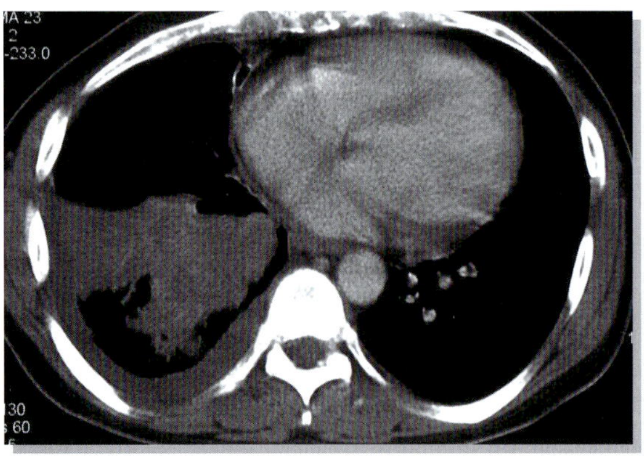

Ⓓ

■ **사진 16-B, C and D.**

흉부 CT 스캔(mediastinal setting without contrast enhancement): 우하엽 기관지 기시부에 직경 4cm의 엽상 종괴(화살표)가 관찰되며 이 종괴로 인하여 우하엽 기관지의 폐쇄 소견이 보임. 우폐문부 및 기관분기하부 림프절 종대가 관찰되며 우측 흉수가 동반되어 있음.

척추 MRI 사진

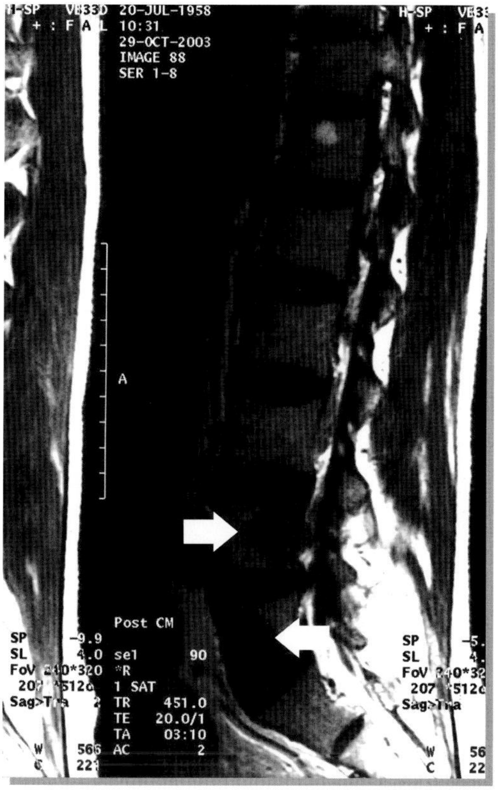

■ 사진 16-E.

요추부 자기공명영상(enhanced T1 weighted sagittal image): 4번 요추체 후부 및 5번 요추체 전부에 저신호강도로 보이는 병변(화살표)이 관찰됨. 12번 흉추체 상부에는 높은 신호 강도를 보이는 작은 혈관종이 동반되어 있음.

병리소견사진

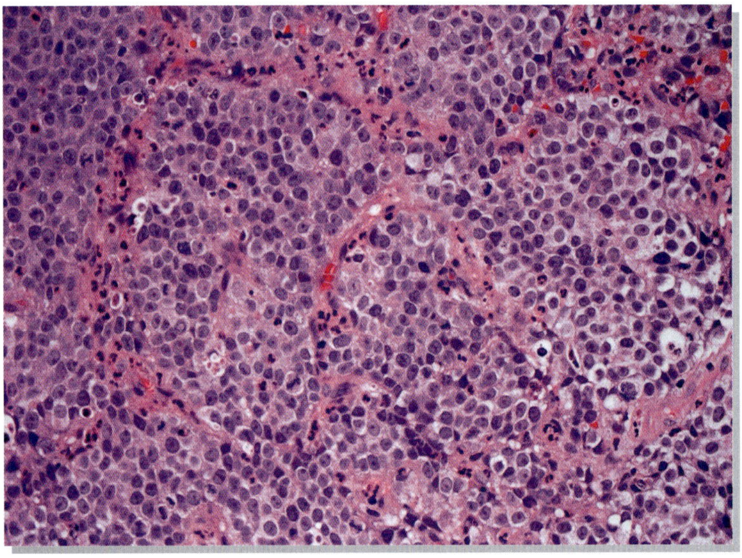

■ 사진 16-1.
폐를 침범한 다발성 골수종: 균일한 형태의 작고 둥근 세포들이 폐포강을 미만성으로 꽉 채우고 있음. 골수종 세포들은 핵/세포질 비율(N/C ratio)이 높고 핵은 형질세포처럼 한쪽에 치우쳐 존재하면서 뚜렷한 핵소체를 가짐(H&E, ×400).

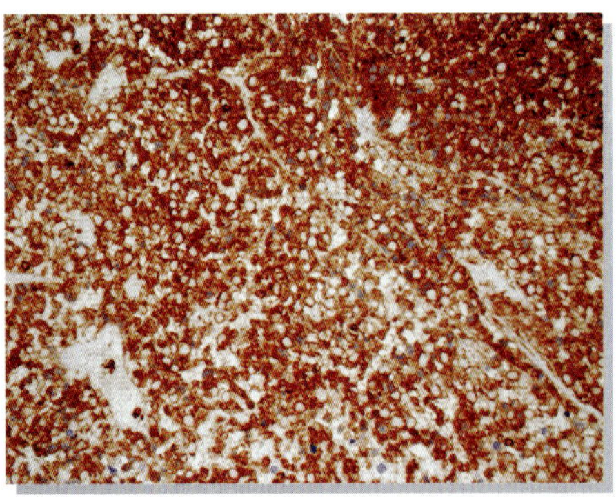

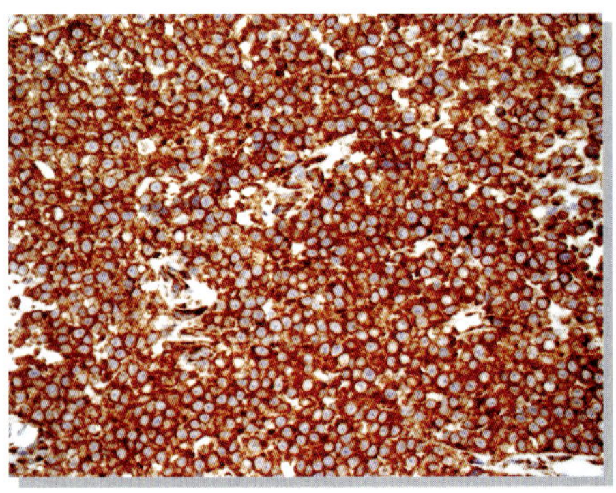

■ 사진 16-2 and 3.
면역조직화학염색에서 골수종 세포들은 leukocyte common antigen(LCA)에 잘 염색되고, 형질세포 표지자인 Vs38에 강양성을 보임(사진 16-2: LCA, ×400, 사진 16-3: Vs38, ×400).

Chapter 2

폐감염

17. 기관지-림프절 루 | 18. 기관지결석이 동반된 폐방선균증 | 19. 방선균증에 합병된 폐동맥류
20. 크립토콕쿠스증 | 21. 아스페르길루스종 (진균덩이) | 22. 아스페르길루스종 | 23. 폐흡충증

17. 기관지-림프절 루

Broncho-lymph node fistula

증례 - 남자, 50세

주소

기침, 화농성 객담(내원 15일 전부터)

현 병력

내원 15일 전부터 화농성 객담과 기침 있어 내원.

과거력

20년 전 위궤양으로 위절제술 / 10년 전 신경낭미충증으로 수술

진찰소견

특이소견 없음

기관지내시경소견

기관지 하방 전역에 불규칙적인 황백색 점막 및 탈분색소 침착 소견 보임. 조직검사 시행함

경과

항결핵치료후 호전되었음

최종진단

결핵에 합병된 기관지 림프절루(Broncho-lymph node fistula associated with tuberculosis)

해설

결핵의 합병증으로 종격동 림프절과 기관지 사이에 fistula가 형성되는 경우는 드물지 않게 보고되고 있다. 특히 소아에서 발생하는 기관지내 결핵의 기전을 림프절과 기관지 사이의 염증성 변화와 fistula 형성으로 설명하기도 한다. 그러나 성인에서는 기관지내 결핵의 기전은 원발성 병소가 기관지 점막에 형성되는 것으로 알려져 있고 보고에 따라 차이가 있으나 기관지와 림프절 사이의 fistula는 드문 것으로 되어 있다. 본 예에서는 기관지내시경 시행 당시 우측 주기관지 아래 부위가 좁아지면서 점막이 비정상적으로 보인 부위에서 조직 검사를 시행하였고 그 부위는 호흡상피가 없는 림프절로 판명되었다. 기존의 흉부 CT를 3차원으로 재구성해 본 결과 fistula였음을 확인할 수 있었고 원래의 기관지는 막힌 부위가 없이 잘 뚫려 있었다.

참고문헌

1. Alame T, Dierckx P, et al.. Lymph node perforation into the airway in AIDS-associated tuberculosis. *Eur Respir J.* 1995; 8: 658-60.
2. William N. Rom, Stuart M. Garry, et al.. *Tuberculosis.* 2nd ed. Philadelphia: Wolters, 2003.

흉부 X선 사진

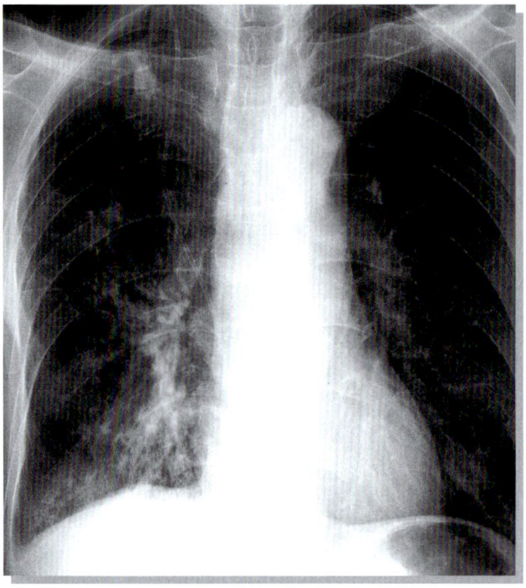

Ⓐ

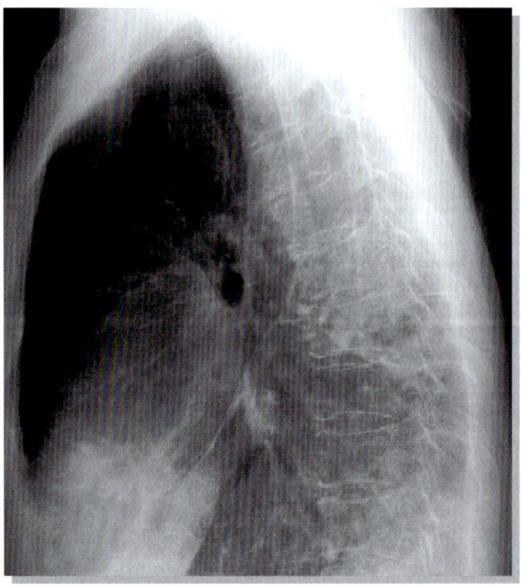

Ⓑ

■ **사진 17-A and B.**

단순 흉부 X선 사진: 우측폐 하부에 patchy air-space consolidation이 관찰됨. 우측폐 상부에는 비활동성 결핵 병변이 보이며 우측 흉수도 보임.

흉부 CT 사진

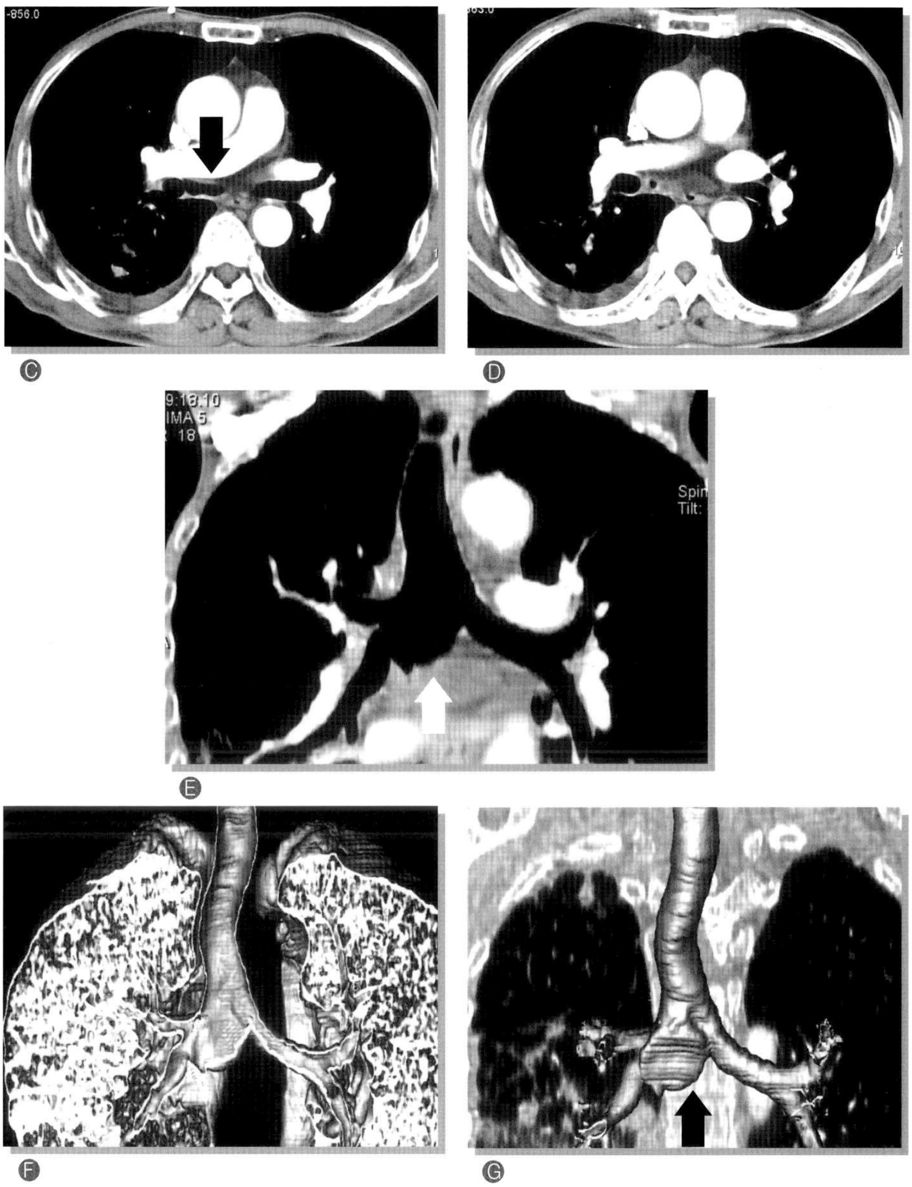

■ **사진 17-C, D, E, F and G.**

흉부 CT 스캔(mediastinal setting, MIP and SSD image): 우측 주기관지가 아래쪽으로 비정상적으로 넓어진 변화(화살표)를 보이고 있음. 우하엽에는 air-space consideration이 관찰됨.

병리소견사진

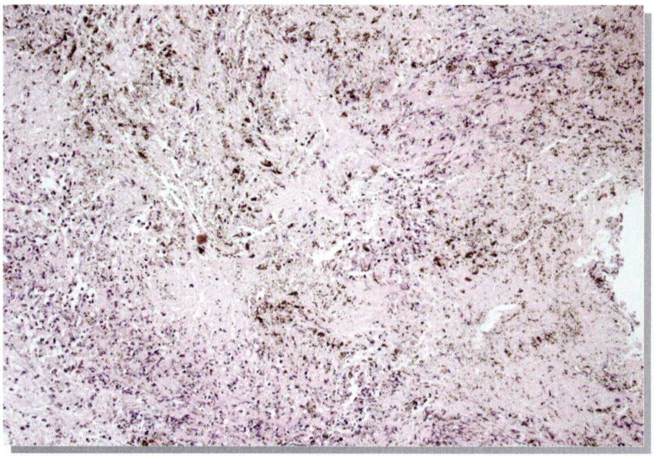

■ **사진 17-1.**

호흡상피는 관찰되지 않으며 다수의 탄분(anthracotic pigment)을 함유한 대식세포들이 섬유화 기질 사이에서 관찰됨(H&E, ×100).

18. 기관지결석이 동반된 폐방선균증

Pulmonary actinomycosis with broncholith

증례 - 남자, 52세

주소

내원 3일 전부터 발생한 흉막성 동통

현 병력

약 한 달 전부터 미열이 발생하여 의원 방문하여 투약했으나 호전 없고 3일 전부터 호흡시 악화되는 흉막성 동통 발생하여 내원함.

흡연력

30갑년

직업력

정수기 사업

진찰소견

특이사항 없음

검사실소견

특이사항 없음

기관지내시경소견

좌측 설상엽 기관지 부위가 황색의 딱딱한 물질로 막혀 있었음.

경과

기관지내시경하에 겸자를 이용하여 기관지결석은 제거하고 항생제 치료함

최종진단

기관지결석이 동반된 폐방선균증 (Pulmonary actinomycosis with broncholith)

해설

방선균(Actinomyces)은 혐기성균으로 사람의 구인후부(oropharynx)에 정상으로 존재한다. 따라서 구강 위생상태가 불량한 사람에서 폐흡인(aspiration)에 의해 폐감염이 주로 발생한다. 급성 폐방선균증의 방사선 소견은 주로 하엽의 주변부에 폐렴음영을 보이며, 흉막으로 터지면 흉막 삼출액을 보이기도 한다. 적절한 치료가 되지 않아 진행되면 폐농양, 농흉으로 발전하며, 더 심하면 흉벽까지 침범하게 된다. 병리적으로 방선균의 덩어리인 유황과립(sulfur granule)이 특징이다. 본 예에서는 폐방선균증에 의해 기관지결석이 형성되어 좌측 설상 분절 기관지의 폐쇄에 의해 무기폐가 발생했으며, 흉막 삼출액을 동반하였다. 흉부 CT에서 보이는 석회화성 병변이 기관지결석으로 사료되며, 기관지내시경하에 결석을 뽑아냈다.

참고문헌

1. Kim TS, Han J, Koh WJ, et al. Endobronchial actinomycosis associated with broncholithiasis : CT findings for nine patients. *Am J Roentgenol*. 2005; 185(2) : 347-53.

흉부 X선 사진

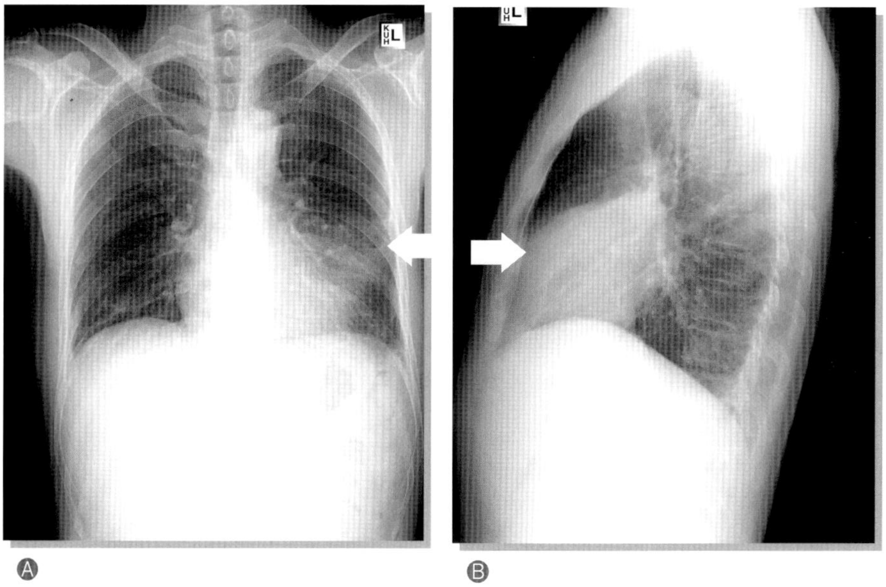

■ 사진 18-A and B.

단순 흉부 X선 사진: 좌측 설상 분절에 경계가 좋지 않은 air-space consolidation(화살표)이 관찰됨.

흉부 CT 사진

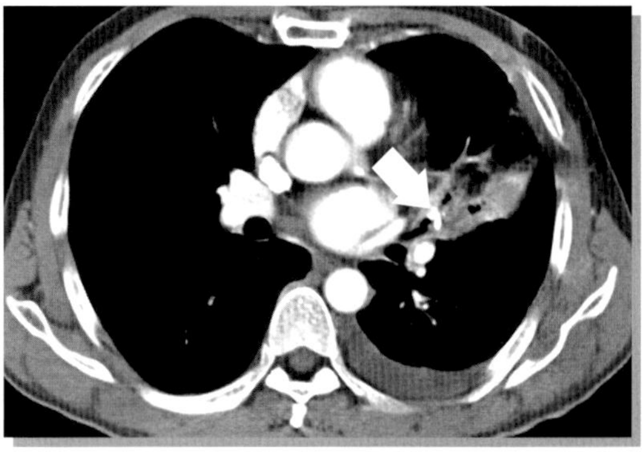

Ⓒ

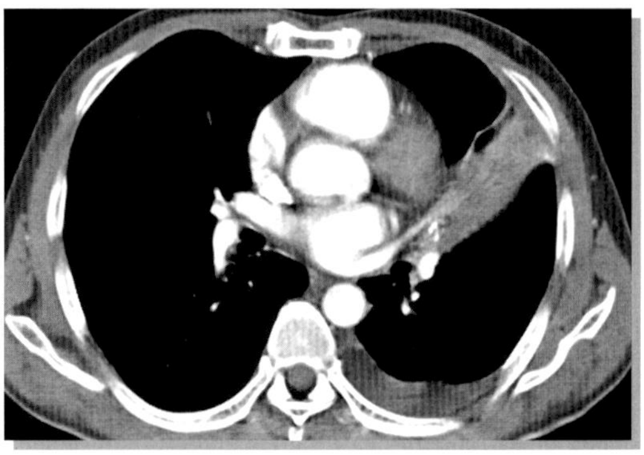

Ⓓ

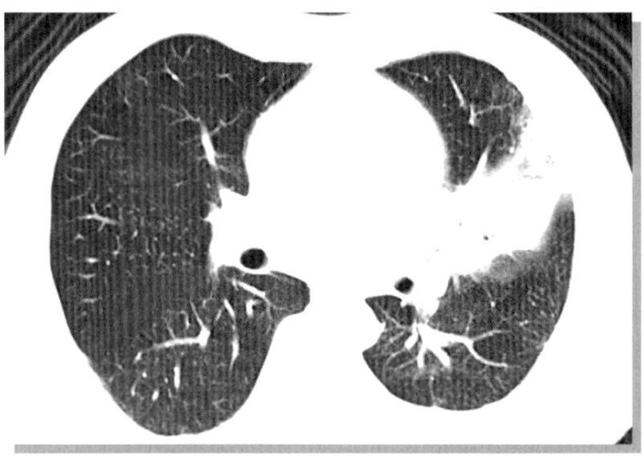

Ⓔ

■ 사진 18-C, D and E.

흉부 CT 스캔(mediastinal and lung settings): 좌측 설상 분절 기관지의 폐쇄와 설상 분절의 무기폐가 관찰됨. 기관지 폐쇄 부위에 작은 크기의 석회화성 병변(broncholith, 화살표)가 동반되어 있으며 이로 인해 기관지의 폐쇄가 일어난 것으로 보임. 좌측에 흉수가 관찰됨.

병리소견사진

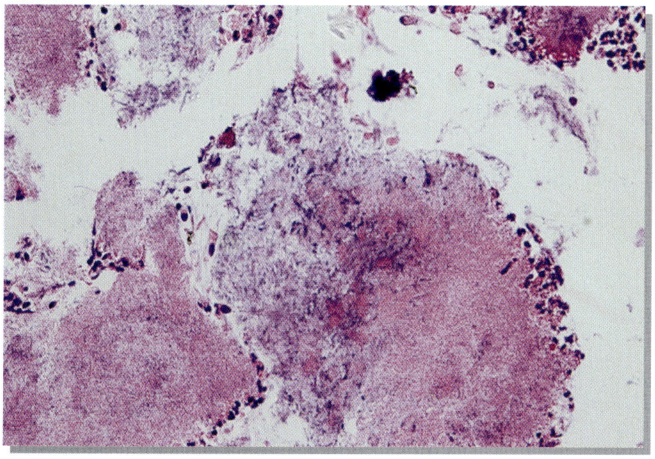

■ 사진 18-1.

방선균증에서 관찰되는 유황과립들은 filamentous bacteria의 군집으로 이루어지는데 호염기성 또는 amphophilic하게 염색되며 주변부를 따라 호중구들의 침윤이 관찰되는 것이 특징임. 일부에서는 호산성의 club-like rods가 과립 주변부로 방사선형으로 배열되는 소위 "Splendore-Hoeppli 현상" 이 관찰되기도 하는데 이는 염증성 삼출액이 균 표면에 축적된 것으로 항원-항체 침착 반응에 의한 것으로 여겨짐(H&E, ×400).

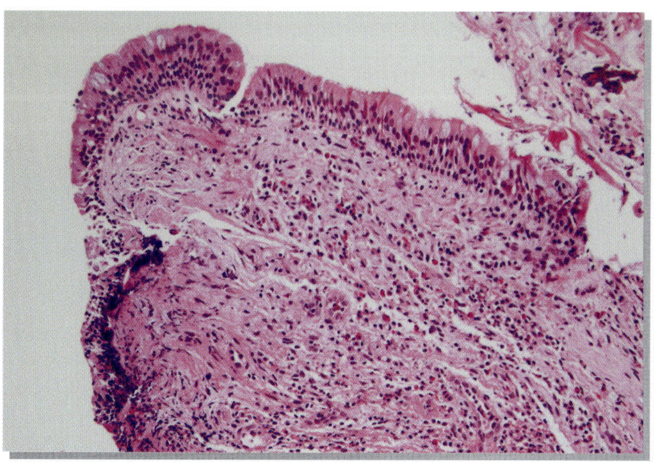

■ 사진 18-2.

주변의 기관지 점막은 만성 염증 세포들의 침윤과 섬유화 소견을 보임(H&E, ×200).

19. 방선균증에 합병된 폐동맥류

Pulmonary arterial aneurysm associated with actinomycosis

증례 - 남자, 71세

주소

객혈

현 병력

당뇨와 고혈압으로 10여년 전부터 항고혈압약과 인슐린 치료받고 있는 환자로 한 달 전부터 미열과 객담, 객혈이 있어 내원.

과거력

당뇨(+), 고혈압(+), 급성심근경색증(+)

현병력

진찰소견 : 우측 폐상부에서 호흡음이 감소되어 있었다.

검사실소견

Hb 5.7 g/dL, WBC 14.1×10^3/μL, PLT 499×10^3/μL

ESR 91 mm/hr, CRP 143 mg/L

BUN/Cr 49/1.8 (mg/dl)

Prot/Alb 5.3/2.8 (g/dL), Glucose 287 mg/dL, HbAlc 7.7%

경과

경피적 침생검결과 방선균증으로 진단되었다. 환자는 하루에 20~30ml 가량의 지속적인 객혈이 있어 출혈 부위 발견과 지혈을 위해 폐동맥 조영술을 시행하였다. 폐동맥 조영술 결과 우폐하엽에 직경 1.5cm 가량의 동맥류를 발견하여 색전술을 시행하였다. 이후 동맥조영술상 더 이상 동맥류는 관찰되지 않았다. ampicillin/sulbactam을 투여하고 단순 흉부 촬영상 병변의 크기가 감소되는 소견 보이고 임상적으로 호전되어 퇴원후 외래에서 투약하면서 경과 관찰하고 있다.

최종진단

방선균증에 합병된 폐동맥류(Pulmonary arterial aneurysm associated with actinomycosis)

해설

폐동맥류는 드문 혈관질환으로서, 선천성 심장질환, 감염, 외상, 폐고혈압, 혈관염 등과 관련되어 발생하는 것으로 알려져 있다. 이 중 특히 잘 알려진 것이 폐결핵과 연관된 폐동맥류로 흔히 Rasmussen aneurysm이라고 부른다. 폐방선균증은 흔히 폐포성병변, 공동형성, 농흉 등을 잘 일으키는 감염성 질환으로 폐동맥류 형성은 매우 드물게 발생하는 합병증이다. 국내외적으로 방선균에 의해 발생한 폐동맥류는 거의 보고된 바가 없다. 이 증례에서는 CT상 전형적인 폐동맥류가 발견된 후 조직검사상 동맥류 주변에 방선균이 관찰되어 감염에 의한 2차적인 폐동맥류 질환으로 확진되었으며 치료는 혈관을 통한 중재적 색전술을 이용하여 동맥류를 성공적으로 막은 경우이다.

참고문헌

1. Kim HS, Oh YW, Noh HJ, Lee KY, Kang EY, Lee SY. Mycotic pulmonary artery aneurysm as an unusual complication of thoracic actinomycosis. *Korean J Radiol.* 2004; 5: 68-71.
2. Mabeza GF, Macfarlane J. Pulmonary actinomycosis. *Eur Respir J.* 2003; 21: 545-51.

흉부 X선 사진

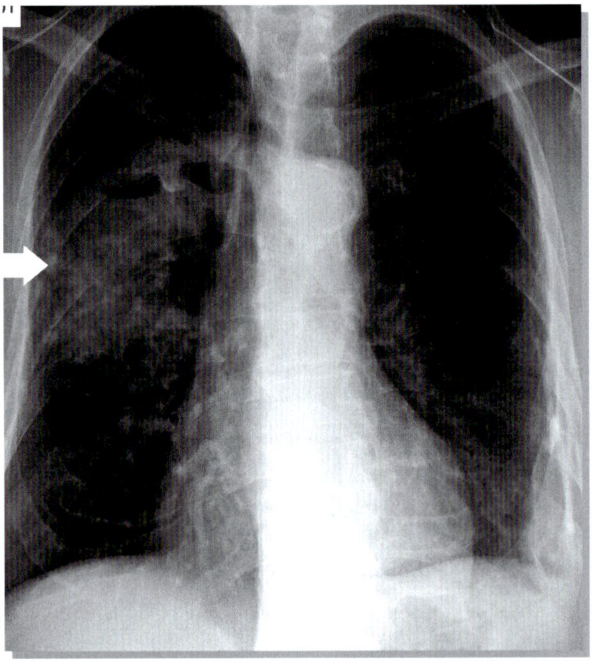

■ 사진 19-A.

단순 흉부 X선 사진: 우측폐 상부에 직경 6cm 크기의 경계가 좋은 공동성병변(화살표)이 관찰되며 내부에 air-fluid level이 동반되어 있음.

흉부 CT 사진

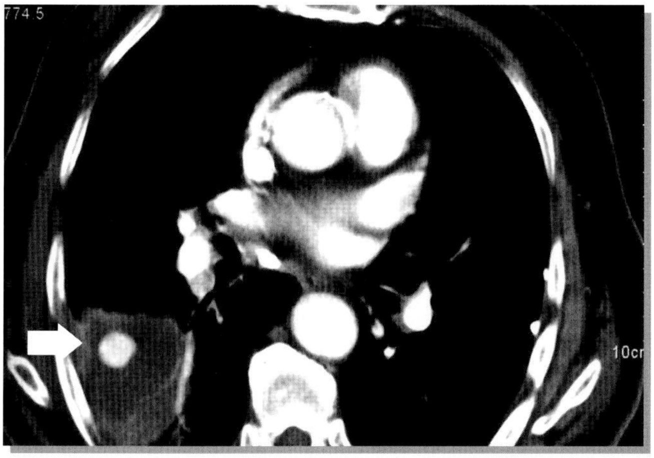

■ **사진 19-B.**

흉부 CT 스캔(enhanced CT, mediastinal setting): 직경 7cm의 경계가 좋은 공동성병변이 우상엽 후분절에서부터 우하엽 상분절에 이르기까지 위치하고 있음. 내부는 fluid density로 채워져 있으나 직경 2cm 크기의 매우 강한 조영증강을 보이는 결절성 음영(화살표)을 포함하고 있음. 이 병변의 조영증강의 정도는 대동맥과 유사한 정도임.

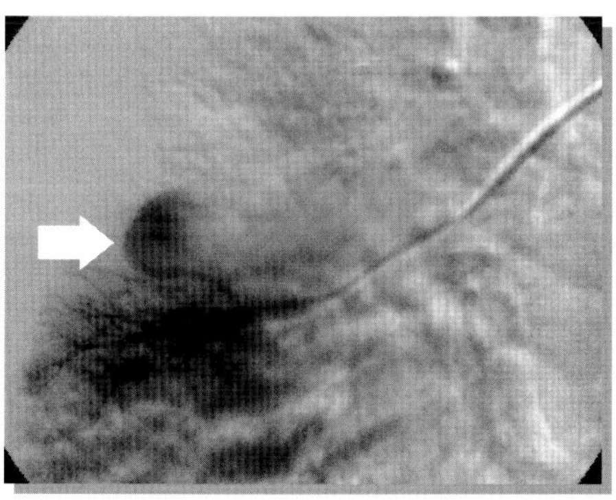

■ **사진 19-C.**

폐동맥혈관조영술(색전술 시행전): 우하엽 상분절의 선택적 폐혈관 조영술상 직경 2cm의 폐동맥류(화살표)가 관찰됨.

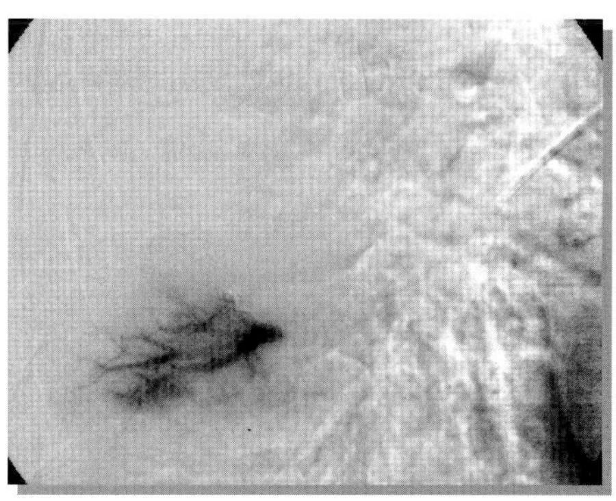

■ **사진 19-D.**

폐동맥혈관조영술(색전술 시행후): microcoil을 이용한 혈관색전술 시행 후 촬영한 폐혈관조영술상 더 이상 폐동맥류는 관찰되지 않음.

병리소견사진

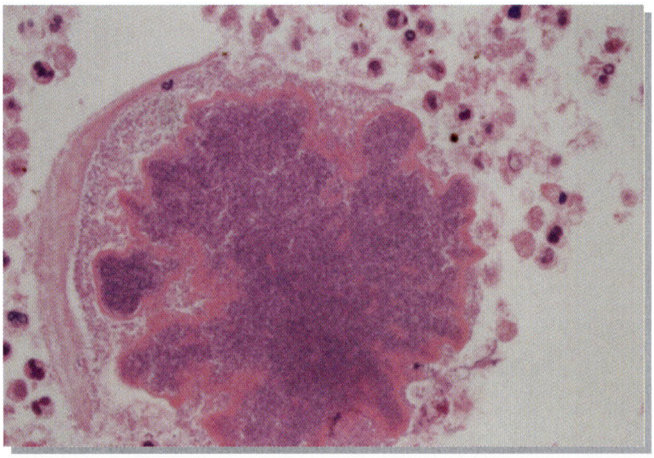

■ 사진 19-1.

유황 과립 주위에서 특징적으로 호산성의 club-like rods가 과립 주변부로 방사선형의 배열을 보이는 Splendore-Hoeppli 현상이 관찰됨(H&E, ×400).

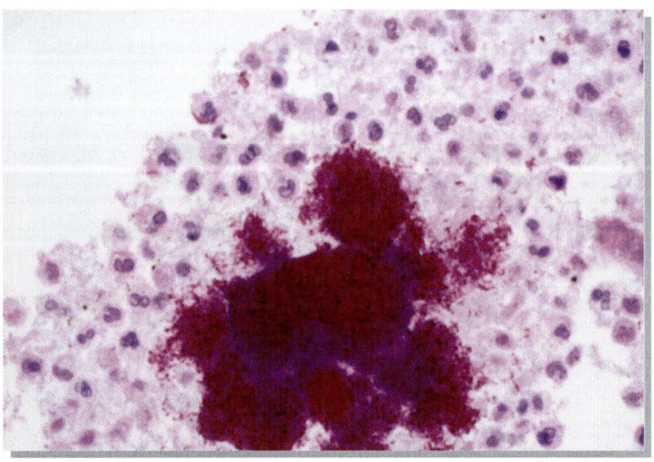

■ 사진 19-2.

가는 실 모양의 방선균들이 모여 형성된 유황과립이 염증세포 배경에 관찰됨(PAS, ×400).

20. 크립토콕쿠스증

Cryptococcosis

증례 - 여자, 75세

주소

호흡곤란

현 병력

5개월전부터 기침과 객담이 발생하였고 3개월전부터는 호흡곤란이 동반되어 내원.

과거력

결핵(+)

진찰소견

좌폐하부에서 수포음이 청진되었다.

검사실소견

1) Hb 11 g/dL, WBC $14.6 \times 10^3/\mu L$, PLT $219 \times 10^3/\mu L$

2) sputum gram stain(-), culture(-). AFB(-), cryptococcal Ag(-)

경과

경피적 침생검 시행하여 크립토콕쿠스증 진단되었고 fluconazole 투여 후 호전되었다.

최종진단

크립토콕쿠스 폐렴(Cryptococcal pneumonia)

해설

Cryptococcus neoformans는 4~6㎛의 크기를 가진 효모양 진균이다. A, B, C, D 네가지의 capsular serotypes이 있으며, 주로 A와 D에 의해서 감염증이 나타난다. 토양이나 주로 비둘기 배설물에 오염된 자연환경에 존재하며, 비둘기뿐만 아니라 카나리아, 앵무새, 제비등의 배설물에도 발견된다. 대부분 조류의 배설물을 흡입하여 감염되며, 정상 면역인에서는 급성 폐렴의 증상이나 증후를 보이는 경우는 드물고, 대개의 경우 수주 내지 수개월에 걸친 경과를 보이며, 기침, 흉통, 객담, 미열 등 경미한 증상을 나타낸다. 방사선소견은 결절, 폐실질 경화, 파종성 감염 등으로 다양하게 나타나며, 정상 면역인에서는 폐결절로 나타나는 것이 가장 흔하고, 폐 하부의 흉막하에 단일 또는 다수의 결절과 경화를 보이면서 림프절 종대는 동반하지 않는 것이 일반적이다.

이 증례의 경우, 평소 건강하게 지내고 정상적인 생활을 하던 노인으로, AIDS나 면역저하의 증거가 없으며, 가금류의 접촉이나 특별한 여행력의 기왕력은 없었다. 방사선 소견상 비특이적인 폐실질 경화를 보였으며, 항생제 치료에 호전이 없어서 조직검사를 시행하게 되었고 크립토콕크스증으로 진단되었다. 치료는 정상 면역인의 경우에는 대개 치료없이 호전되므로 관찰할 수 있고, 폐병변이 진행하거나 파종성 감염의 증거가 있으면 항진균제의 투여가 필요하다. 이 환자의 경우에는 호흡기 증상이 점차 악화되어 항진균제를 투여하였고 증상 및 방사선학적 호전을 보였다.

참고문헌

1. Sarosi GA. Cryptococcal Pneumonia. *Seminars in Respiratory Infections.* 1997; 12: 50-3.
2. Woodring JH, Ciporkin G, Lee C, Worm B, Woolley S. Pulmonary Cryptococcosis. *Seminars in Roentgenology.* 1996; 31: 67-75.
3. 이미숙, 우준희. 〈폐 Cryptococcosis〉. 《감염》. 1998; 30: 86-93.

흉부 X선 사진

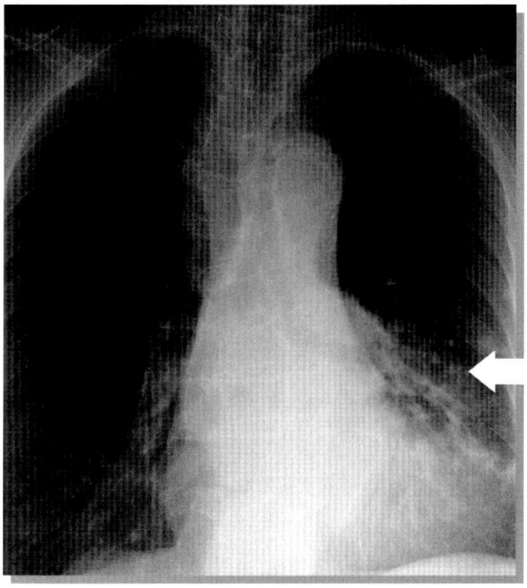

■ 사진 20-A.
단순 흉부 X선 사진: 좌측폐 하부에 air-space consolidation(화살표)이 관찰됨.

흉부 CT 사진

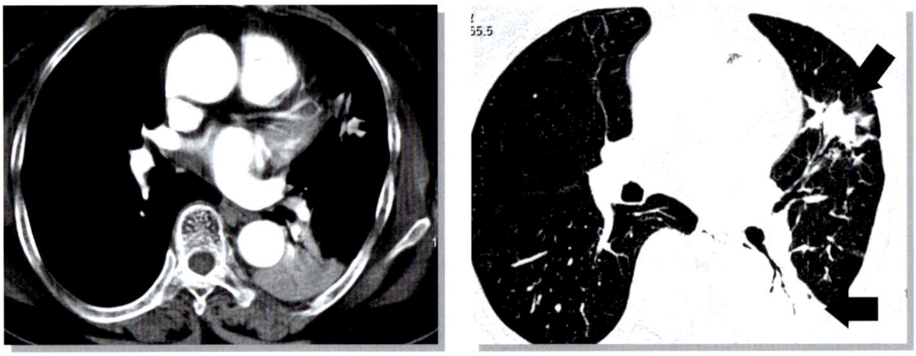

■ **사진 20-B and C.**

흉부 CT 스캔(mediastinal and lung settings): 좌하엽과 설상분절에 air-space consolidation(화살표)이 관찰되며 좌하엽의 크기가 감소되어 있음.

병리소견사진

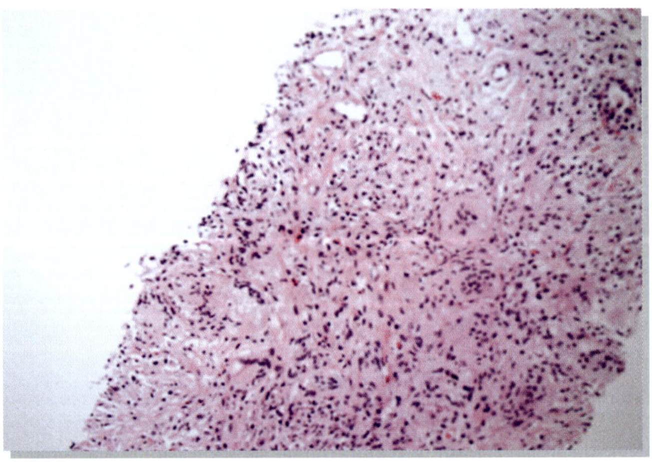

■ **사진 20-1.**

폐 경피 침생검 소견: 다수의 다핵거대세포(multinucleated giant cells)를 포함한 비괴사성 육아종성 염증과 함께 주변 조직에서 만성 염증 세포의 침윤과 섬유화가 관찰됨(H&E, ×100).

병리소견사진

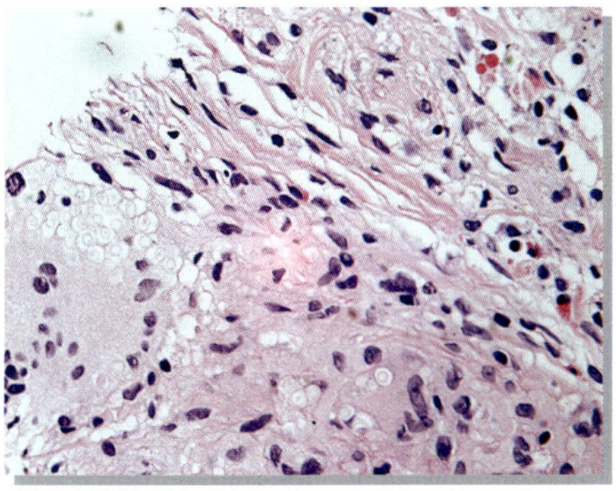 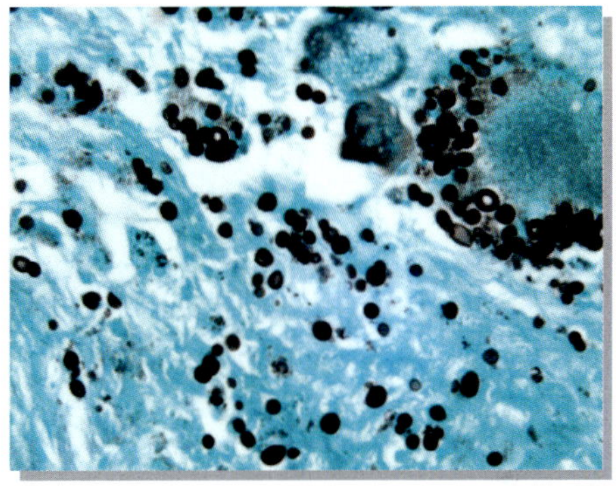

■ **사진 20-2 and 3.**

포식세포 내의 Cryptococci: 고배율 현미경 시야에서 포식된 cryptococci들은 특징적인 거품모양으로 관찰됨. 이들은 포식세포의 세포질과 투명한 공간으로 분리되어 있는 것처럼 보이는데 이것은 cryptococci의 두꺼운 점액막이 포르말린 고정 중 수축하기 때문에 관찰되는 현상임(사진 2-2: H&E, ×800, 사진 2-3: GMS, ×800).

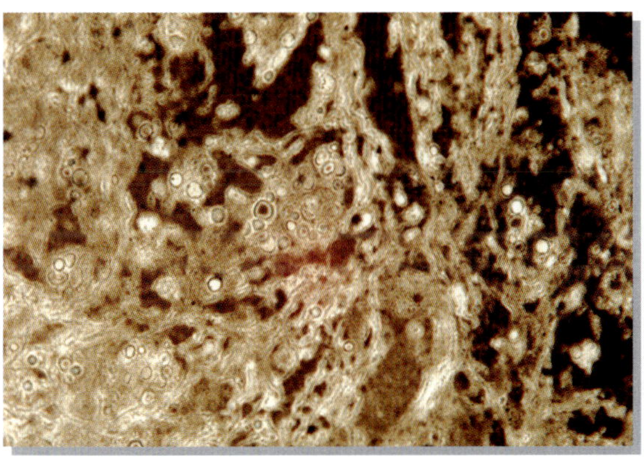

■ **사진 20-4.**

인디아 잉크로 처리할 경우 Cryptococci의 두꺼운 점액 피막이 잘 관찰됨(Indian Ink preparation, ×800).

21. 아스페르길루스종 (진균덩이)

Aspergilloma (Fungus ball)

증례 - 여자, 42세

주소

혈담

현 병력

약 3년 전부터 간헐적인 객혈과 기침, 객담이 있던 분으로 내원 1주전 혈담과 애성이 발생하여 내원.

과거력

젊어서 폐결핵 치료받은 적 있음.

진찰소견

특이사항 없음

검사실소견

객담 항산성균도말검사 음성이고, aspergillus Ab 7.0(<10가 정상)이있으며 그 밖의 검사는 특이사항 없음.

경과

경피적 침생검 시행하였고 아스페르길루스종(aspergilloma)으로 진단하고 추적관찰 중임.

최종진단

아스페르길루스종(Aspergilloma)

해설

Fungus ball(혹은 mycetoma)은 폐의 공동(cavity) 혹은 확장된 기관지안에 진균 hyphae가 섬유소, 점액, 세포 부스러기 등과 섞여 뭉쳐 있는 덩어리를 말한다. 이때 진균의 대부분은 Aspergillus이기 때문에 원인규명 없이 통상 aspergilloma라고 명명한다.

Aspergilloma는 대부분 폐결핵에 의한 만성 공동에서 발생하고, 유육종증(sarcoidosis), 기관지확장증, 공동성 폐암, 폐농양 등에서도 드물게 발생한다. 객혈이 주증상인데, 이것은 공동벽에 발달한 기관지동맥과 폐동맥의 침범으로 출혈된다. 방사선학적 소견으로는 본 예에서 보듯이 공동 안에 둥근 진균덩어리가 들어 있으며 공기 음영에 의해 공동 벽과 분리되는 air-meniscus sign 음영이 보인다.

폐의 하엽보다는 상엽에서 주로 발생하는데, 이것은 폐결핵이 폐의 상부에 많이 발생하기 때문이다. 진단은 방사선 소견만으로도 가능하지만, 확진을 위해서는 수술이나, 폐경피침생검, 기관지 세척 등을 시행하기도 한다. Aspergillus의 침강검사(precipitin test)에서 양성 소견을 보이기도 한다.

참고문헌

1. Fraser RS, Mullar NL, et al. *Diagnosis of Diseases of the Chest.* 4th ed. Philadelphia: Saunders, 1999.
2. 대한결핵 및 호흡기학회. 《호흡기학》. 서울: 군자출판사, 2004.

흉부 X선 사진

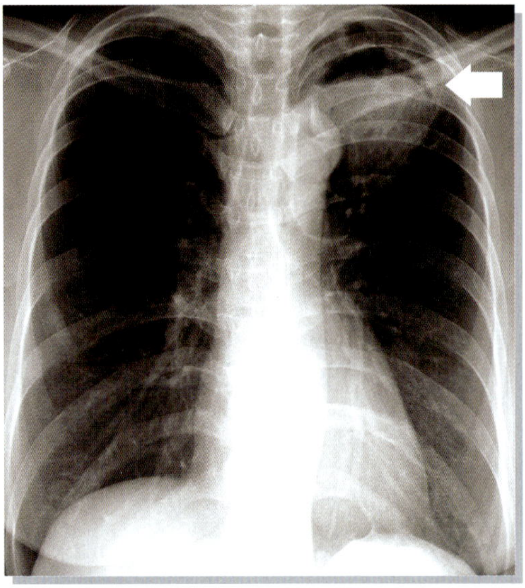

■ 사진 21-A.

단순 흉부 X선 사진: 좌측 폐 상부에 경계가 좋은 난원형의 이상 음영이 보임. 이 병변의 상부에는 초승달 모양의 공기 음영이 관찰됨(air meniscus sign; 화살표).

흉부 CT 사진

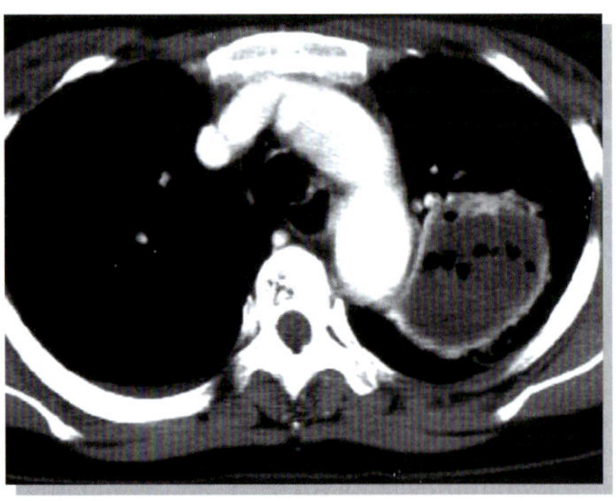

Ⓑ

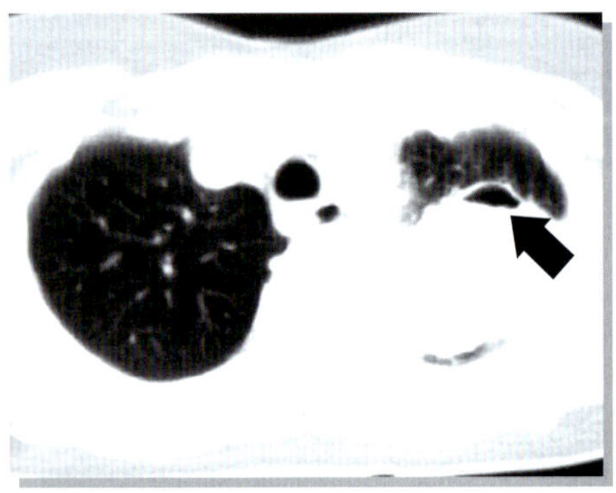

Ⓒ

■ 사진 21-B and C.

흉부 CT 스캔(mediastinal and lung settings): 좌상엽에 약 7×5.5cm의 경계가 좋은 공동성 병변이 관찰되며 내부에는 low density와 함께 air-meniscus sign(화살표)이 동반되어 있음.

병리소견사진

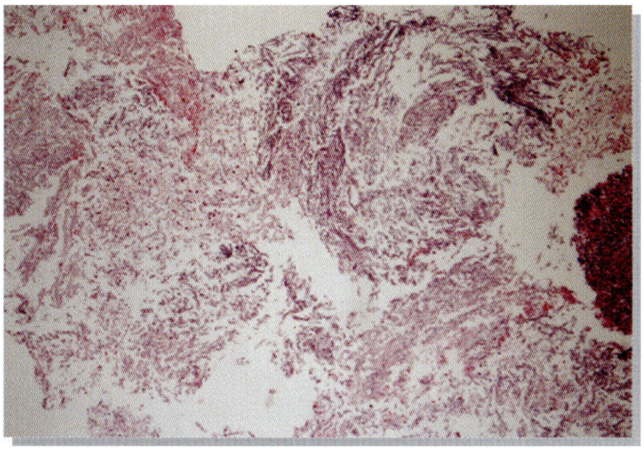

■ **사진 21-1.**
폐 경피 침생검 소견: 수많은 균사(hyphae)들이 머리카락처럼 뭉쳐서 덩어리를 이루고 있음. 우측 중간 부위에 호산구 등 염증세포들의 침윤이 관찰됨(H&E, ×100).

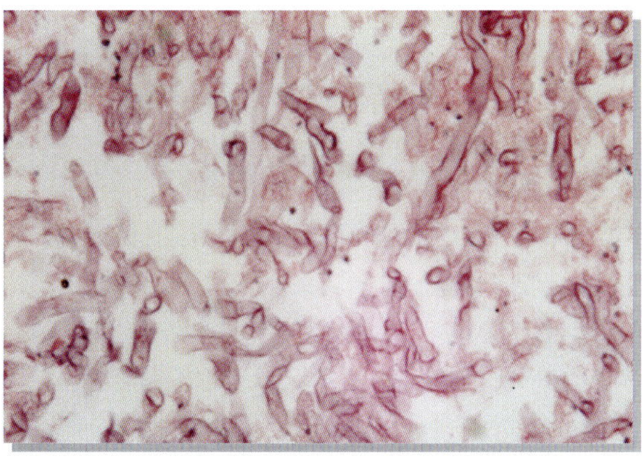

■ **사진 21-2.**
아스페르길루스 진균: 고배율 시야에서 격막을 가지고 있는, 3~5㎛ 두께의 가는 균사들이 45°의 예각으로 분지하는 모습을 관찰할 수 있음(H&E, ×400).

22. 아스페르길루스종

Aspergilloma

증례 - 여자, 62세

주소

고립성 폐결절 검사

현 병력

특이 병력 없던 분으로 내원 6개월 전 시행한 흉부 X-선 및 컴퓨터 단층 촬영상 양측 하부 폐야에 이상 폐침윤 보여 경과 관찰 중 병변이 지속적으로 남아 있어 검사 위해 내원.

진찰소견

특이사항 없음

검사실소견

Hb 12.4 g/dL, WBC $3.1\times10^3/\mu L$, PLT $231\times10^3/\mu L$

AST 30 IU/L, ALT 32 IU/L

BUN 18.1 mg/dL, Cr 0.9 mg/dL

경과

폐경피 침생검 결과 아스페르길루스종으로 진단되어 외래 추적 관찰 시행함.

최종진단

아스페르길루스종(Aspergilloma)

해설

대부분의 고립성 폐결절은 양성이며 수술로 제거한 결절의 1/3에서만이 악성병변으로 진단되므로 양성 질환자에서 불필요한 수술을 방지하는 것이 중요하다. 따라서 영상검사의 목적은 이러한 미결론 결절(indeterminate nodule)을 최소한의 침습적인 방법으로 진단하는데 일조하는 것이다. PET에서 악성종양은 포도당 대사의 증가와 혈류의 증가 때문에 FDG 섭취가 증가한다. 지금까지의 보고에 의하면 폐결절의 섭취 정도를 정량적으로 나타내는 SUV(standardized uptake value)를 측정하여 2.5를 기준으로 하였을 때 악성결절의 진단에 대한 예민도는 83~100%, 특이도는 67~90%를 보인다고 한다. 그러나 염증이나 감염 병소에도 FDG 섭취가 되는데 이는 염증이나 감염 병소에 모이는 호중구와 활성화된 대식세포에 FDG 섭취가 되기 때문이다. 육아종 병변에 FDG가 섭취되는 예는 많이 알려져 있고, 보고에 의하면 8~32mm 크기의 결핵종에서 평균 4.2(0-7.0)의 peak SUV 수치를 보였다. 따라서 결핵의 유병율이 높은 우리나라에서는 FDG PET의 판독에 신중을 기해야 한다. 진균성 육아종 병변의 FDG 섭취에 대한 보고는 많지는 않은데 Gupta 등은 2 예의 히스토프라즈마증에서 SUV가 각각 1.9와 3.38로 측정된 예를 보고하였고, Goo 등은 1 예의 아스페르길루스종에서 FDG 섭취를 보고하였다. Hung 등은 1 예의 2.5 cm 크기의 크립토콕쿠스증에서 위양성을 보였다고 하였다. 이 증례에서는 FDG 섭취 정도가 SUV 2.8로서 경계성 섭취를 보여서 악성과 양성의 판단이 곤란하였으므로 조직검사를 시행하여 아스페르길루스종으로 확진된 예이다. 이 증례는 비록 양성병변으로 확진되었지만, 이렇게 경계성 섭취를 보이거나 악성이 의심될 때에는 조직검사를 통한 확진이 필요하다.

참고문헌

1. Alavi A, Gupta N, Alberini J-L, et al.. Positron emission tomography imaging in nonmalignant thoracic disorders. *Semin Nucle Medi.* 2002; 32: 293-321.
2. Goo J, Im J-G, Do K-H, Yeo J, Seo J, Kim H, Chung J-K. Pulmonary tuberculoma evaluated by means of FDG PET: Findings in 10 cases. *Radiology.* 2000; 216: 117-21.
3. Hung GU, Shiau YC, Tsai SC, Ho YJ, Kao CH, Yen RF. Differentiation of radiographically indeterminate solitary pulmonary nodules with PET. *Jpn J Clin Oncol.* 2001; 31: 51-4.
4. Gupta NC, Maloof J, Gunel E. Probability of malignancy in solitary pulmonary nodules using fluorine-18 FDG and PET. *J Nucl Med.* 1996; 37: 943-8.

흉부 X선 사진

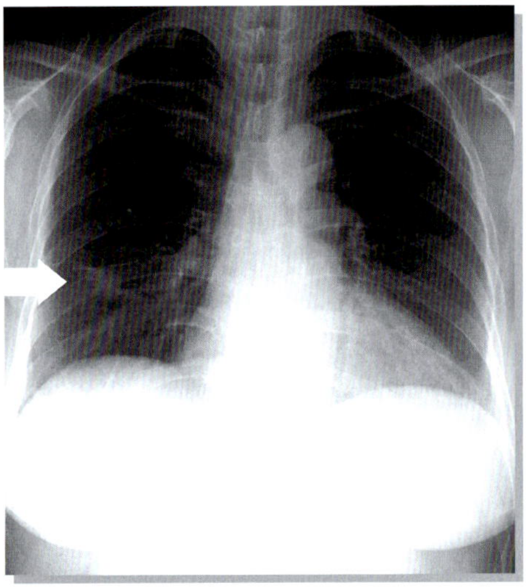

■ 사진 22-A.

단순 흉부 X선 사진: 우측폐 하부에 직경 약 1.6 cm 크기의 경계가 불명확한 결절성 음영(화살표)이 관찰됨.

흉부 X선 사진

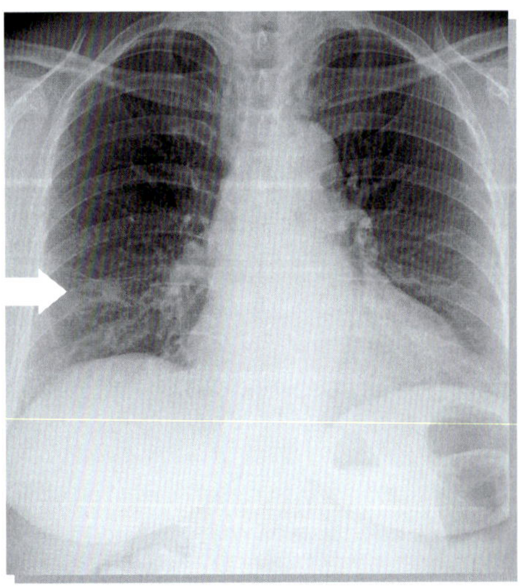

■ 사진 22-B.

단순 흉부 X선 사진: 4개월 후 촬영한 단순흉부사진상 우측폐 하부의 결절성 음영(화살표)은 크기의 변화 없이 계속 관찰됨.

흉부 CT 사진

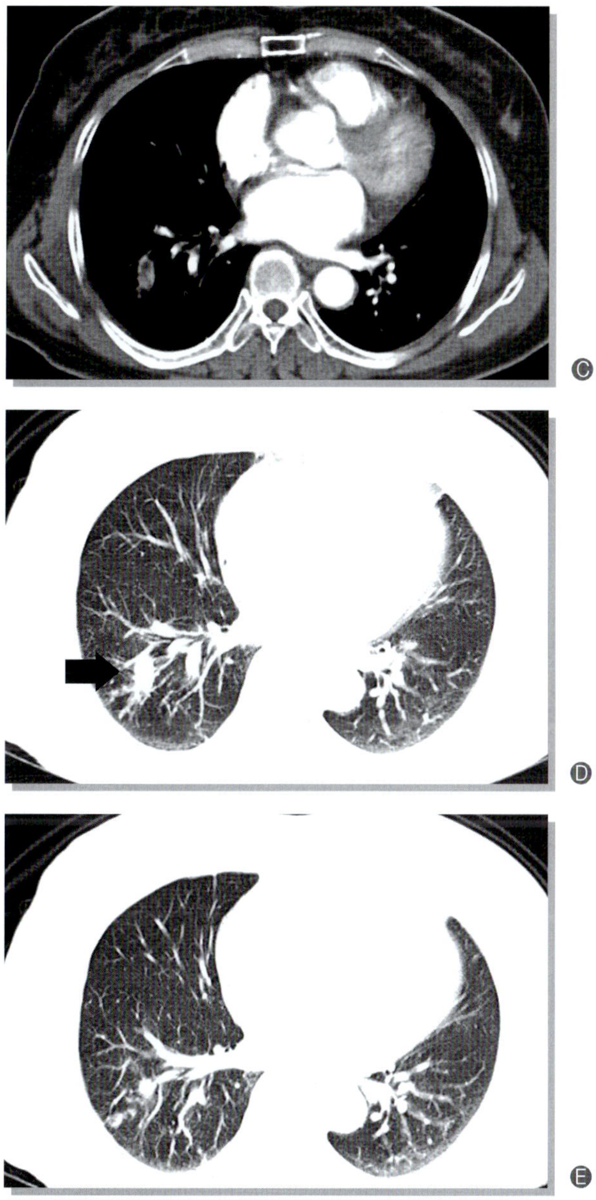

■ 사진 22-C, D and E.

흉부 CT 스캔(mediastinal and lung settings): 우하엽에 직경 2cm의 경계가 불규칙한 결절성 병변(화살표)이 관찰됨. 주변에 위성결절이 관찰됨.

기타

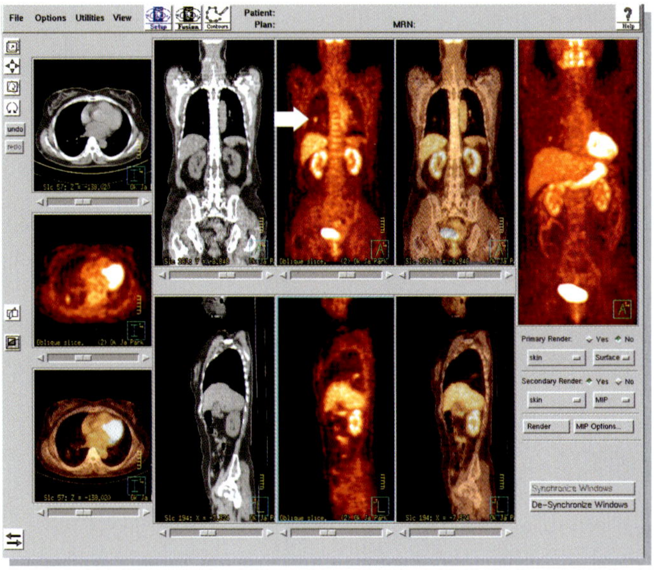

■ **사진 22-F.**

양전자방출단층촬영(PET 스캔): 우하엽의 결절성 병변(화살표)은 peak SUV 2.84의 FDG uptake를 보이고 있음.

병리소견사진

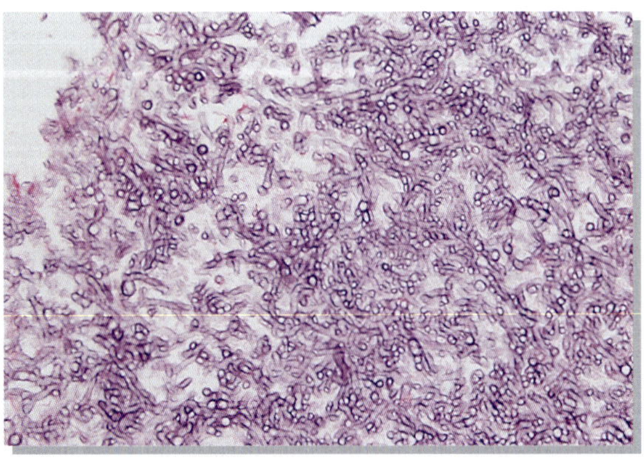

■ **사진 22-1.**

아스페르길루스 균: 직경 3~5㎛의 가는 균사를 이루며 격막이 있고 45° 이하의 예각으로 분지함. 아스페르길루스 진균종에서 균은 주변 조직으로의 침입 없이 두터운 섬유피막으로 둘러싸인 공동 내에 존재함(H&E, ×400).

23. 폐흡충증

Pulmonany paragonimiasis

증례 - 남자, 47세

주소

혈담(내원 5일 전부터)

현 병력

평소 건강하던 분으로 내원 1개월 전 민물게장 먹은 적 있으며, 내원 5일 전 소주잔 한 잔 정도의 혈담 발생하여 내원.

진찰소견

특이사항 없음

Hb 16.7 g/dL, WBC 8.71 $\times 10^3/\mu$L(eosinophil 5.9%), PLT 180 $\times 10^3/\mu$L,

ESR 1 mm/hr

ALT 48 IU/L, AST 39 IU/L

AFB stain (-), Culture (-)

PW skin test: 100(0-20); positive

CS skin test: 60(0-20); positive

경과

1개월 전 민물게장 먹은 적 있는 분으로 혈담 있어 내원. 흉부 X-선상 공동(cavitary lesion) 발견되어 조직검사 시행하고 폐흡충증 진단받음. 이후 praziquantel 투약하고 외래 추적 관찰 중임.

최종진단

폐흡충증(Pulmonary paragonimiasis)

해설

폐흡충증은 폐에 기생하는 기생충증 중에서 우리나라에서 가장 흔한 종류로서, 피낭유충(metacercariae)에 감염되어 있는 참게나 민물게 등을 날 것 또는 덜 익은 상태로 섭취함으로써 감염된다. 섭취된 피낭유충은 십이지장에서 껍질을 벗고 장점막을 통과하여 복강, 횡격막을 뚫고 흉막을 거쳐서 폐로 이행하여 폐실질에서 성충이 된다. 성충이 폐조직에 침입하면 출혈과 괴사를 유발하며, 직경 1~2cm 정도의 낭종을 형성하는데, 낭종 속에는 1~2개의 성충이 들어있다. 성충이 충란을 배출하면 낭종이 터지면서 주위의 세기관지를 통하여 충란이 배출되고, 오래된 낭종은 낭종의 벽이 비후되면서 석회화가 된다. 그리고 염증반응에 의하여 폐렴, 기관지염, 기관지확장증, 섬유화가 발생한다.

전남 고흥, 경남 남해 등이 발생률이 높은 지역이며, 혈담과 함께 방사선학적으로 공동성 병변(cavitary lesion)이 있으면 결핵과의 감별이 필요할 질환이다. 진단은 객담, 대변에서 특이한 형태의 충란을 확인하거나 혈청학적 검사, 조직검사로 진단할 수 있다. 이 증례의 경우, 민물게장을 섭취한 기왕력이 있고 혈담과 방사선학적으로 다발성 공동성 병변을 보인 전형적인 경우이다. 치료는 대개 praziquantel을 2일간 투여한다.

□□□■

참고문헌

1. Choi DW. Paragonimus and Paragonimiasis in Korea. *Korean J Parasit.* 1990; 28: suppl S79-S102.

흉부 X선 사진

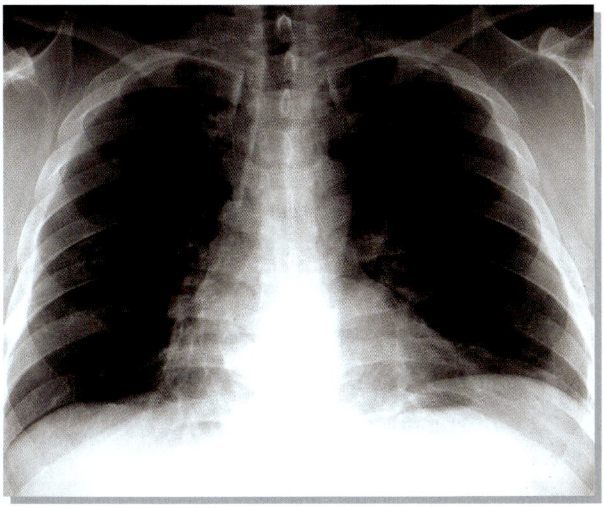

■ 사진 23-A.

단순 흉부 X선 사진: 우측폐 중부에 경계가 좋지 않은 작은 공동성 병변이 의심됨.

흉부 CT 사진

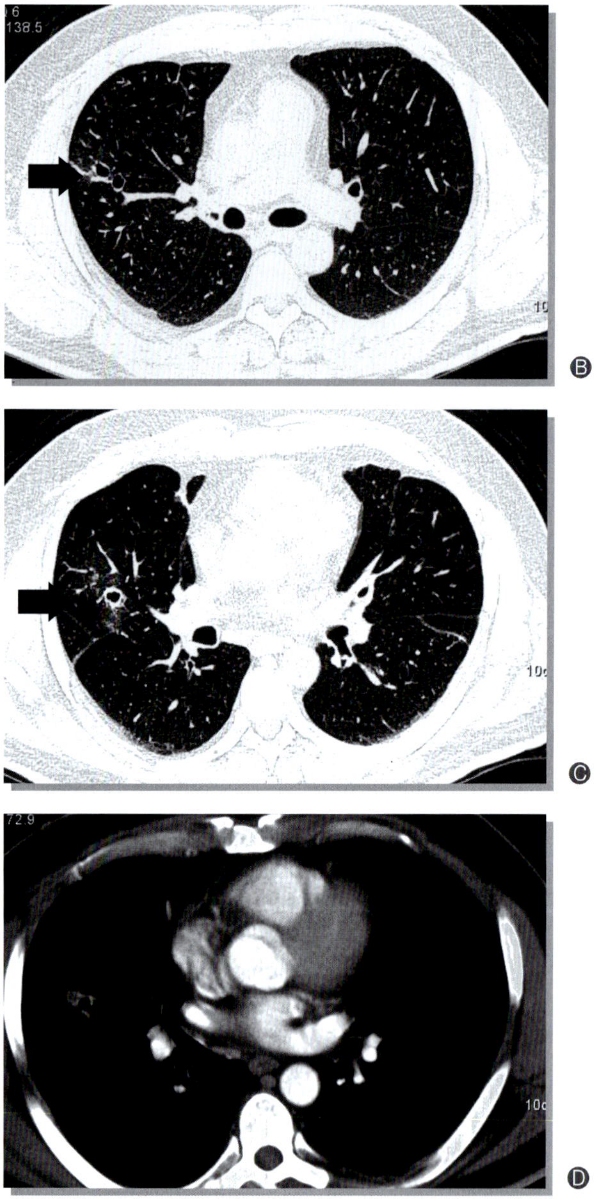

■ **사진 23-B, C and D.**

흉부 CT 스캔(mediastinal and lung settings): 우상엽에 경계가 좋은 작은 공동성 병변(화살표)들이 관찰됨.

Chapter 3

환경 및 직업성 폐질환

24. 규폐증 (진행성 과대 섬유화증 동반)

Silicosis with progressive massive fibrosis (PMF)

증례 - 남자, 50세

주소

흉부 X-선 이상소견

현 병력

지하철 공사 중 발파 작업을 30여 년 간 해 오던 분으로 규폐증 진단받고 지내던 중 흉부 X-선상 종괴 발견되어 내원.

직업력

지하철 공사장 발파 작업

진찰소견

특이사항 없음

경과

폐경피 침생검 결과 규폐증 진단되어 외래 추적 관찰함.

최종진단

Progressive massive fibrosis(PMF)를 형성한 규폐증

해설

진행성 과대 섬유화증(Progressive massive fibrosis)은 규폐증의 진행된 상태로서 규소 결절(silicotic nodule)이 결합하여 조직과 뭉쳐져서 생긴다. PMF 병변은 대체로 빠르게 진행하며 크기가 증가하는 양상으로 나타난다. 따라서 간혹 단독성 PMF 병변이 폐암과 혼동되는 경우도 있으며, 실제로 이 병변 내에서 암이 발생하였을 경우 감별진단이 어렵다.

규폐증 환자에서 FDG PET을 시행한 경우 미약한 정도의 증가된 섭취를 보인다. 이것은 대식세포(macrophage)와 같은 염증세포의 침착과 섬유모세포(fibroblast)의 증식 등 활동성 섬유화가 있는 경우 FDG의 섭취와 관련성이 있다. 그러나 그 섭취 정도는 악성 종양보다는 미약한 것으로 알려져 있다.

Bandoh 등은 PMF를 가지고 있으면서 여기에 폐암이 발생한 환자에서 FDG PET 소견을 보고하였는데, 폐암 병변은 PMF 병변보다는 강하고 확연히 구별되는 섭취를 보였다고 하였다. 그러므로 규폐증이 있는 환자에서 빠르게 자라는 폐결절이 발견되었을 때 FDG PET를 시행하면 감별진단에 유용하다.

참고문헌

1. Alavi A, Gupta N, Alberini J-L, Hickeson M, Adam L-E, Bhargava P et al.. Positron emission tomography imaging in nonmalignant thoracic disorders. *Semin Nucl Med.* 2002; 32: 293-321.
2. Bakheet S, Powe J. 18-FDG uptake due to benign pathology. *Semin Nucl Med.* 1998; 28: 352-8.
3. Bandoh S, Fujita J, Yamamoto Y, Nishiyama Y, Ueda Y, Tojo Y et al.. A case of lung cancer associated with pneumoconiosis diagnosed by fluorine-18 fluorodeoxyglucose positron emission tomography. *Ann Nucl Med.* 2003; 17: 597-600.

흉부 X선 사진

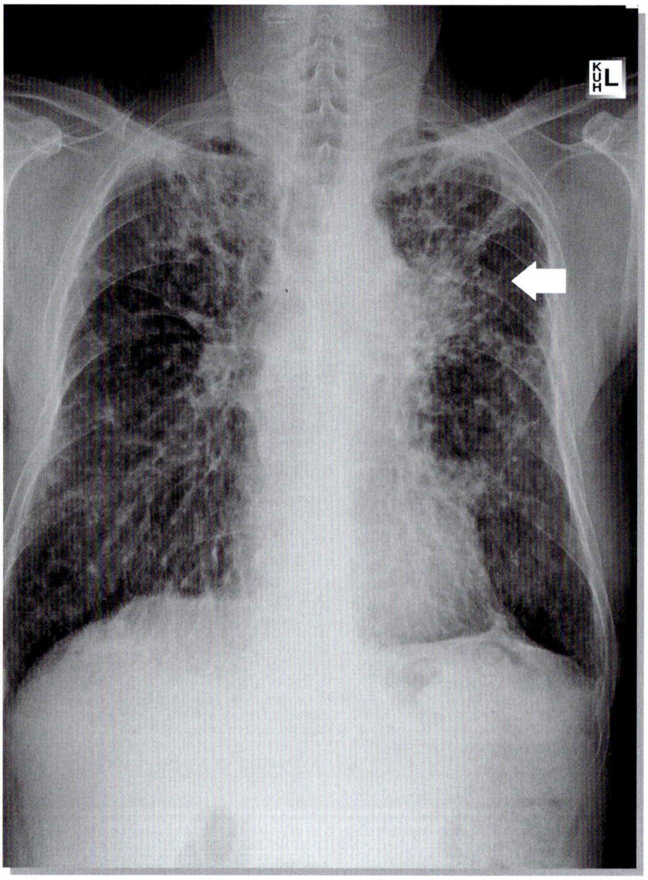

■ 사진 24-A.

단순 흉부 X선 사진: 양측폐 전반에 걸쳐 많은 수의 소결절들이 관찰됨. 좌측폐 상부에는 경계가 불규칙한 종괴상 음영(화살표)이 보이고 있음.

흉부 CT 사진

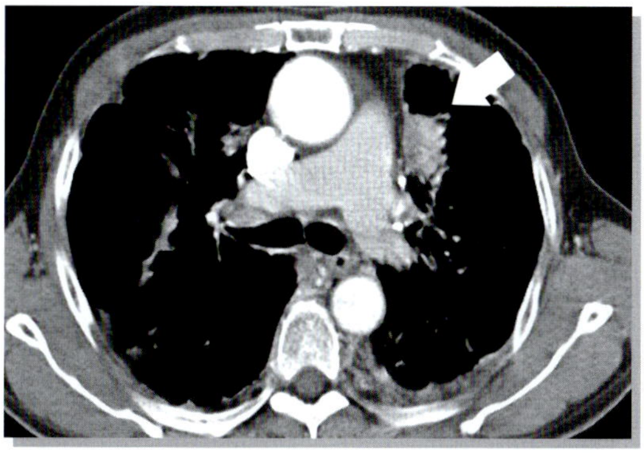

Ⓑ

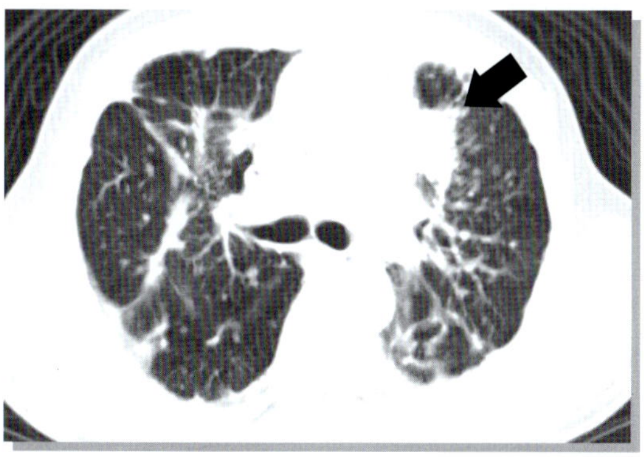

Ⓒ

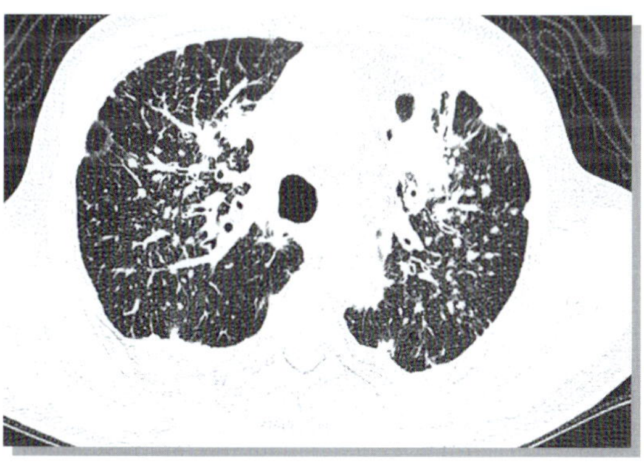

Ⓓ

■ 사진 24-B, C and D.

흉부 CT 스캔(mediastinal and lung settings): 양측폐 전반에 걸쳐 미만적으로 분포하는 다수의 폐결절들이 관찰되며, 좌상엽 전분절에는 직경 4.7cm 정도의 종괴상 음영(화살표)이 보이고 있음. 종괴 내부에 석회화는 보이지 않음.

기타

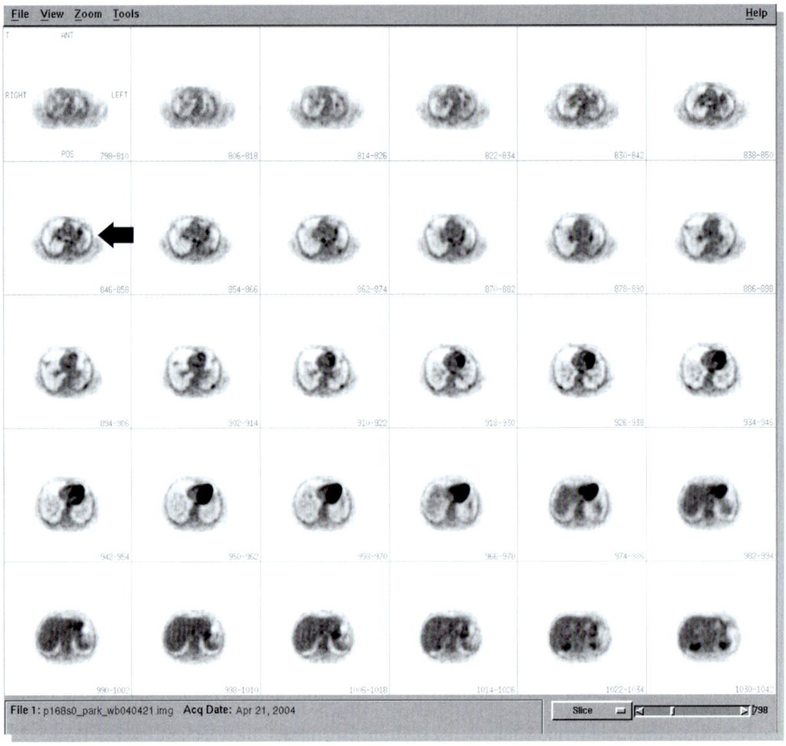

■ 사진 24-E.

양전자방출단층촬영 (PET 스캔): 좌상엽 전분절의 종괴상 음영(화살표)은 peak SUV 3.08의 FDG uptake를 보이고 있음. 이외에도 종격동 림프절과 흉막에 increased uptake가 다수 관찰됨.

병리소견사진

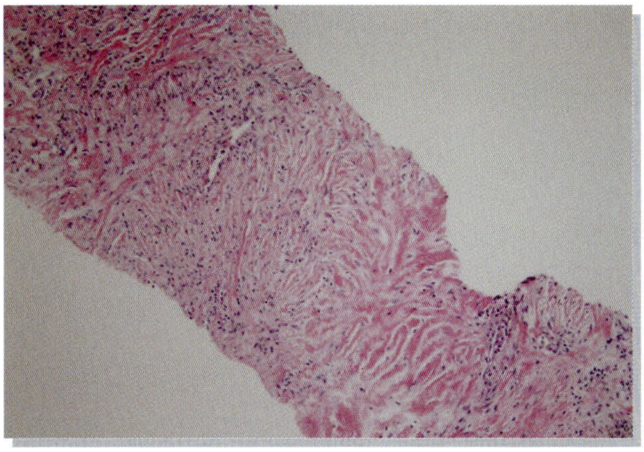

■ 사진 24-1.
폐경피 침생검 조직의 저배율 소견에서 정상 폐실질이 두꺼운 교질 섬유띠(collagen fibrous band)를 포함한 섬유화 조직으로 대치되어 있는 모습이 관찰됨(H&E 염색, ×100).

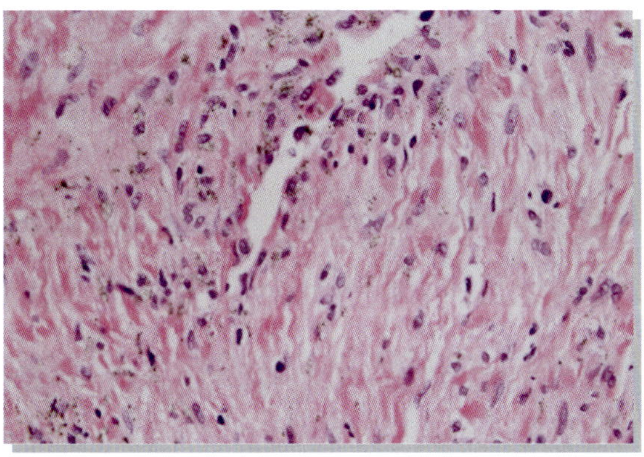

■ 사진 24-2.
고배율 소견에서 섬유모세포의 증가와 섬유 조직 사이의 탄분 침착을 관찰할 수 있음.

25. 과민성 폐렴

Hypersensitivity pneumonitis

증례 - 남자, 63세

주소

기침, 객담, 발열

현 병력

특이병력 없던 환자로 두 달 전 공사장에서 작업 중 추락사고로 cervical spondylolithesis 발생, 타병원 신경외과에 입원 후 laminoplasty 시행받았다. 이후 재활 치료받던 중 술후 10일경에 갑자기 기침, 가래, 발열 증상 보이기 시작했고 당시 흉부 X-선에서 양 폐야에 폐렴 소견 보여 항생제 투여했으나 큰 호전 없어 본원으로 전원됨.

진찰소견

전폐에서 수포음이 청진되었다.

검사실소견

Hb 10.7 g/dl, WBC $14.7 \times 10^3/\mu L$, PLT $427 \times 10^3/\mu L$

ESR 80 mm/hr, CRP 215.8 mg/L

ABGA: PH 7.451, PCO_2 29 mmHg, PO_2 68.8 mmHg, HCO_3^- 22.1 mmol/L, SaO_2 96.5%

기관지내시경검사

특이소견 없음.

경과

흉강경 폐조직 검사 결과 과민성 폐렴으로 진단되었다. 보존적 치료 후 호전되었다.

최종진단

과민성 폐렴(Hypersensitivity pneumonitis)

해설

과민성 폐렴은 여러 가지 다양한 유기물질의 반복적인 흡입에 의하여, 면역학적 기전에 의해 발생되는 폐 실질 및 폐포벽, 종말 세기관지의 염증질환이다. 대부분 직업적 또는 환경적 노출에 의해서 발생하며, 원인 물질은 매우 다양하다. 원인 항원은 유기 분진으로는 세균, 진균, 원생동물, 동물 단백질 등이 있고, 그 외 단순 화학물질 등도 밝혀져 있다. 대표적인 질환으로는 농부폐, 버섯재배자폐, 여름형 과민성 폐렴, 조류 및 비둘기 사육자폐 등이 있다. 이 증례의 환자 경우에는 척추수술 후 병원에 입원하여 재활 치료중 발생한 경우로, 환경적 노출에 의해서 유발된 것으로 생각된다. 원인으로는 오염된 가습기나 에어컨, 환기 시스템에 의하여 발생될 수 있을 것으로 추정된다.

방사선학적 소견은 급성기의 경우 주로 폐하부에 심하고, 불투명 간유리 음영과 폐포성 경화로 나타나며, 아급성기에는 미만성의 미세결절과 미세 망상형의 소견이 뚜렷해진다. 만성기에는 폐상부에 심하고, 간질성 섬유화와 봉와상폐의 소견을 보인다. 이 증례의 경우에는 양측 폐에서 간유리 음영, 폐포성 경화, 미세 망상형 소견이 관찰되었고, 이것은 폐 상부에서 더 심하였는데, 과민성 폐렴의 전형적인 방사선학적 소견에는 잘 맞지 않는다. 이 환자는 타 병원에서 병원획득성 세균성 폐렴으로 항생제 치료했으나 점차 악화되어 본원으로 전원되었으며, 흉강경하 조직 검사 결과 과민성 폐렴으로 확진되었던 증례이다.

참고문헌

1. Silva CI, Churg A, Muller NL. Hypersensitivity pneumonitis: spectrum of high-resolution CT and pathologic findings. *Am J Roentgenol.* 2007; 188(2): 334-44.
2. Mohr LC. Hypersensitivity pneumonitis. *Curr Opin Pulm Med.* 2004; 10(5) : 401-11.
3. Fraser RS, Mullar NL, et al. *Diagnosis of Diseases of the Chest.* 4th ed. Philadelphia: Saunders, 1999.

흉부 X선 사진

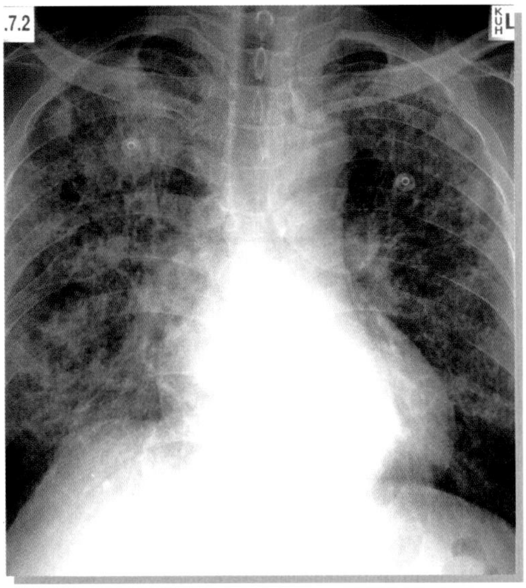

■ 사진 25-A.

단순 흉부 X선 사진: 양측 폐에 미만성의 air-space consolidation이 관찰됨.

흉부 CT 사진

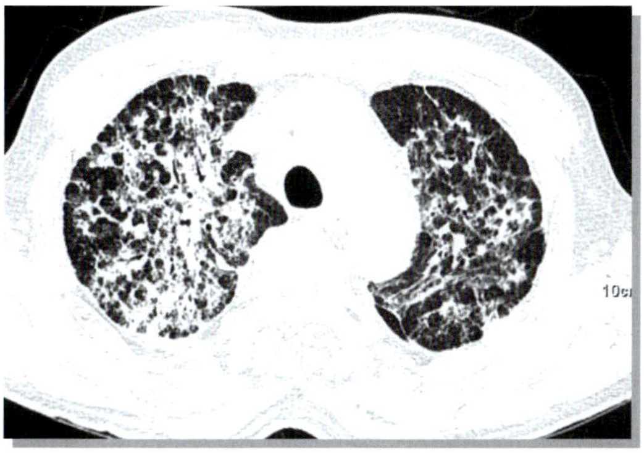

B

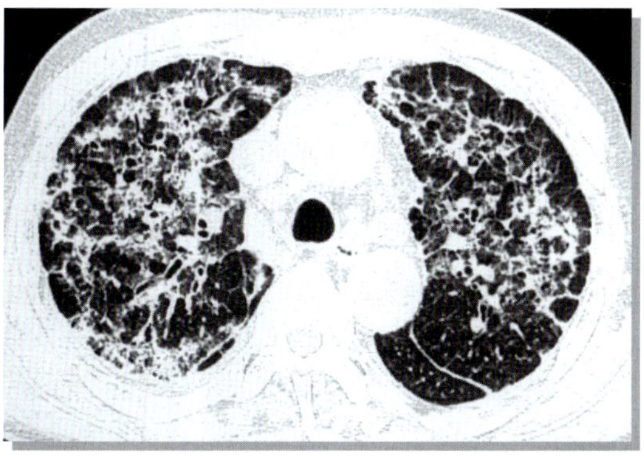

C

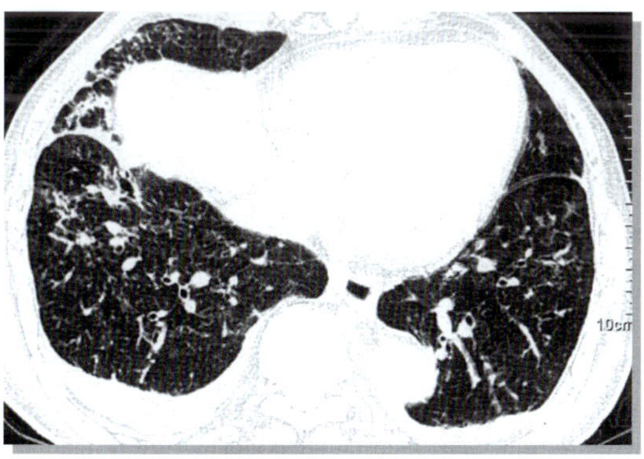

D

■ **사진 25-B and C. D.**

흉부 CT 스캔(lung settings): multifocal air-space consolidation, ground glass opacity, reticular opacity가 양측폐야에서 관찰됨. 병변의 분포는 상대적으로 폐상부에서 아래쪽으로 갈수록 감소하는 소견을 보임. 양측에 흉수가 관찰됨.

병리소견사진

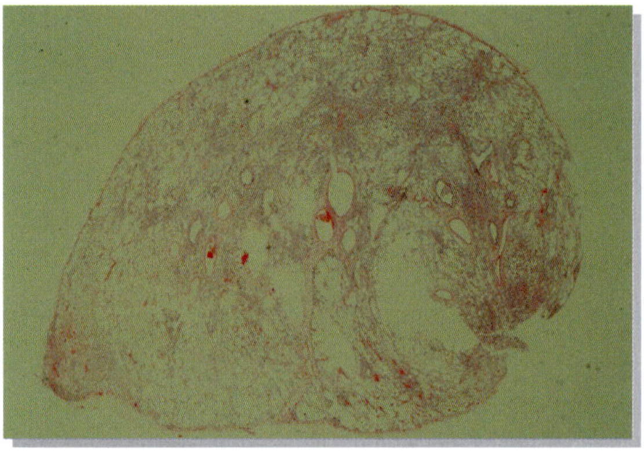

■ 사진 25-1.
폐 절개 생검 소견: 저배율 시야에서 세기관지를 중심으로 듬성듬성 분포한 염증세포의 침윤을 관찰할 수 있음 (H&E, ×12.5).

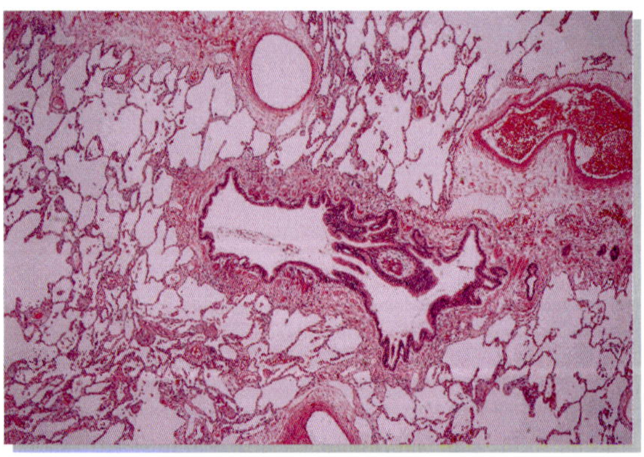

■ 사진 25-2.
세기관지 벽에 다핵 거대세포들을 포함한 "빈약한 육아종(poorly formed granuloma)" 들이 관찰되고 주변의 폐포강 내에는 삼출액이 기질화되면서 형성된 육아 섬유조직이 흩어져 있음(H&E, ×100).

병리소견사진

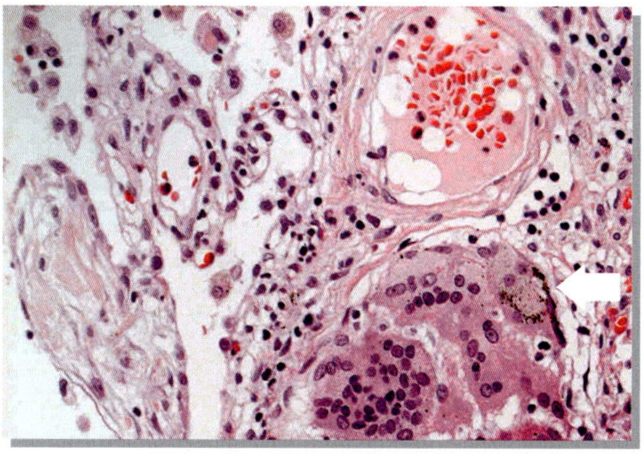

■ 사진 25-3.

상피양 세포와 다핵 거대세포들로 구성된 육아종(화살표)과 주위에 섬유모세포의 증식으로 형성된 육아 섬유 조직의 고배율 소견(H&E, ×400).

Chapter 4

간질성 폐질환

26. 비특이적 간질성 폐렴
Nonspecific interstitial pneumonia (NSIP)

증례 - 남자, 35세

주소
운동시 호흡 곤란, 피로감, 체중감소

현 병력
평소 특이 병력 없던 환자로 약 2개월 전부터 운동시 호흡 곤란과 피로감, 체중감소가 있어 내원.

직업력
공무원(사무직)

진찰소견
양쪽 폐 하부에서 수포음이 청진됨.

검사실소견
Hb 15.6 g/dL, WBC $4.99 \times 10^3/\mu L$, PLT $158 \times 10^3/\mu L$

ALT 32 IU/L, AST 47 IU/L

LDH 619 IU/L, CPK 72 IU/L

ANCA (-), RF 37.3 IU/mL, FANA 1:40 (Homogeneous pattern)

ESR 10 mm/hr, CRP 2.2 mg/L

Mycoplasma Ab (-), Chlamydia Ab IgG: 0.6

Cold Agglutinin test: 1:64

AFB stain (-), culture (-)

기관지내시경검사
특이소견 없음.

경과
흉강경 폐조직 검사를 시행하여 비특이적 간질성 폐렴으로 진단됨.

최종진단
비특이적 간질성 폐렴(Nonspecific interstitial pneumonia)

해설
NSIP는 Katzenstein이 IIP(Idiopathic Interstitial Pneumonia) 환자들 중 일부에서 병리학적 소견이 UIP나 DIP, COP, AIP 중 어느 것으로도 분류할 수 없는 특징적인 소견이 관찰되는 것을 발견하고 이들과 분리된 IIP의 한 아형으로 분류하였다.

약물, 교원성질환, 과민성 폐렴 또는 과민성 폐렴을 유발할 만한 항원에 노출된 경우, ARDS에서 회복된 경우에 2차적으로 발생할 수 있기 때문에, 임상적으로 이러한 질병에 대한 병력이 없는 경우에만 특발성 NSIP로 진단할 수 있다. 또한 NSIP는 교원성 질환의 전구 질환으로 수개월 또는 수년 정도 먼저 나타날 수도 있다. 이 증례의 경우 RF, FANA의 역가가 약간 증가되어 있었지만, 교원성 질환의 증거는 없었다. 경과 관찰 중 교원성 질환의 발생 여부를 관찰해야 할 것으로 생각된다.

NSIP는 평균 연령이 40~50세이며, 증상이 아급성으로 발현된다. 방사선학적으로는 양측 폐 하부에 간유리 음영이 가장 흔하고, 불규칙한 선상음영이나 폐실질의 경화가 관찰된다. 이 증례의 경우 35세로서 연령은 낮은 편이며, 방사선학으로는 합당한 소견을 보이고 있다. 병리학적으로는 NSIP의 아형중 세포형의 소견을 보이고 있다.

참고문헌
1. American Thoracic Society/European Respiratory Society International Multidisciplinary Consensus Classification of the Idiopathic Interstitial Pneumonias. *Am J Respir Crit Care Med.* 2002; 165: 277-304.

흉부 X선 사진

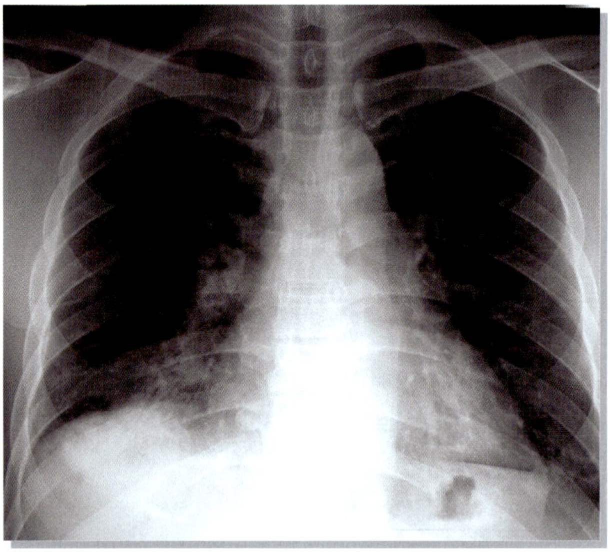

■ 사진 26-A.

단순 흉부 X선 사진: 양측폐 하부에 patchy air-space consolidation이 관찰되며, 양측폐 용적의 감소가 동반되어 있음.

흉부 CT 사진

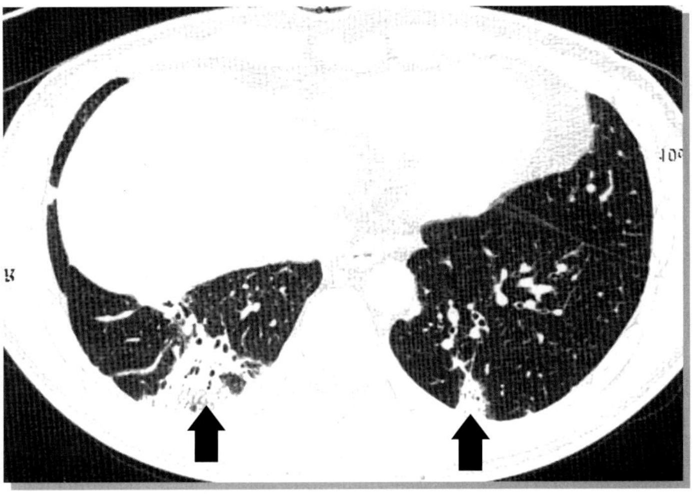

Ⓑ

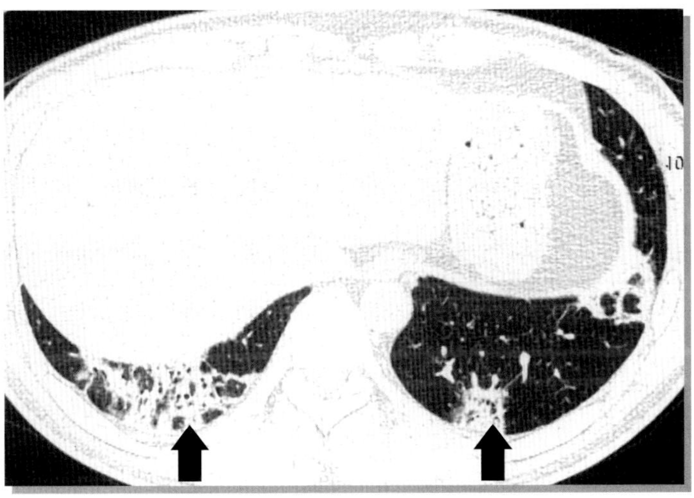

Ⓒ

■ 사진 26-B and C.

흉부 고해상 CT 스캔: 양측폐 기저부에 patchy air-space consolidation(화살표)이 관찰됨. 부분적으로 ground glass opacity가 우측폐 기저부에 같이 보임.

병리소견사진

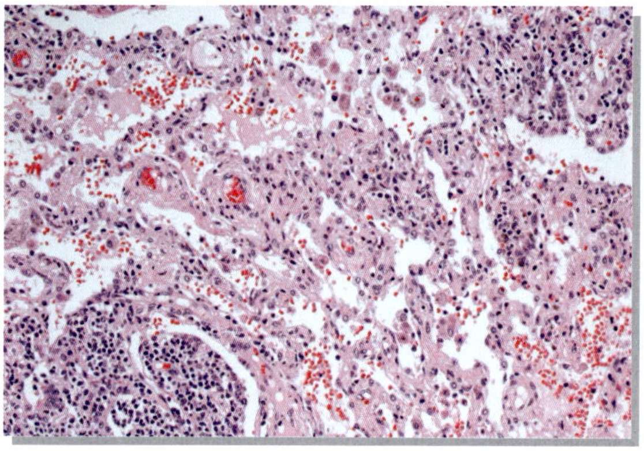

■ 사진 26-1.

염증세포의 침윤과 섬유화로 인하여 폐포 간질이 미만성으로 균일하게 두꺼워져 있는 비특이적 간질성 폐렴 소견과 함께 왼쪽 아래에는 여포성 세기관지염(follicular bronchiolitis)으로 기관지의 폐색이 일어난 소견이 관찰됨(H&E, ×200).

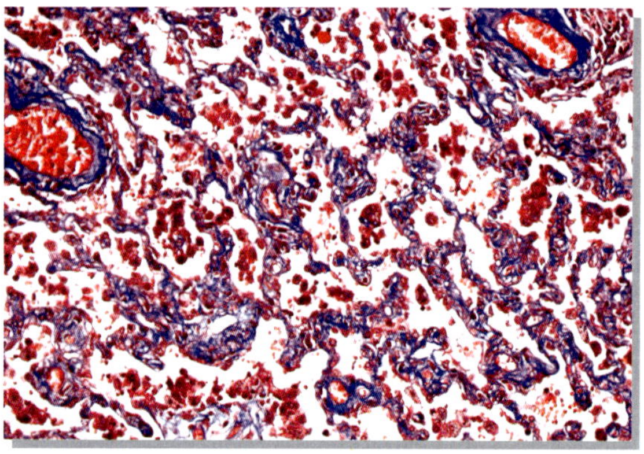

■ 사진 26-2.

특수 염색에서 폐포 간질에 경한 미만성의 균질한 섬유화가 관찰됨(Masson's trichrome, ×200).

27. 특발성 경결성 폐렴

Cryptogenic organizing pneumonia (Idiopathic BOOP)

증례 - 남자, 57세

주소
호흡곤란, 쇠약감

현 병력
상기 환자 내원 2개월 전부터 상기 증상 있던 중 시행한 건강 검진 상 흉부 방사선 검사 결과에서 이상 소견 관찰되어 입원.

과거력
결핵(+)

직업력
회사원

진찰소견
양측 폐 하부에서 수포음이 청진되었다.

검사실소견
Hb 15.8 g/dL, WBC 6.76×10^3/μL, PLT 270×10^3/μL, ESR 13 mm/hr, CRP 4.0 mg/L

AST 20 IU/L, ALT 20 IU/L, BUN 13.0 mg/dL, Cr 0.9 mg/dL

ABGA pH: 7.429, $PaCO_2$: 37.4 mmHg, PO_2: 92.0 mmHg

경과

흉강경 폐조직검사를 시행하여 특발성 경결성 폐렴으로 진단하였고 스테로이드 투여 후 호전되었다.

최종진단

특발성 경결성 폐렴(Crytogenic organizing pneumonia or Idiopathic BOOP)

해설

경결성 폐렴(Organizing pneumonia)은 폐 손상에 대한 비특이적 반응으로 여러 가지 원인에 의한 폐질환들에서 나타날 수 있다. 따라서 특발성 경결성 폐렴을 진단하기 위해서는 미만성 폐포 손상, 감염, 기관지 폐쇄, 흡인성 폐렴, 약물, 교원성 질환, 과민성 폐렴, 호산구성 폐질환 등 다른 폐질환의 가능성을 배제하여야 한다.

40~50대에 발생하며, 대개 2~3개월 전에 발열, 기침 등의 감기 몸살 증상이나 피로, 쇠약감, 체중감소 등의 증상으로 시작된다. 방사선학적으로 기관지 주변, 폐주변부에 산발적인 폐실질 경화 또는 결절 등으로 관찰된다.

이 증례의 경우, 연령, 증상 기간, 방사선학적으로 합당한 소견이 관찰되었다. 예후는 양호한 편으로 스테로이드치료에 잘 반응한다.

참고문헌

1. American Thoracic Society/European Respiratory Society International Multidisciplinary Consensus Classification of the Idiopathic Interstitial Pneumonias. *Am J Respir Crit Care Med*. 2002; 165: 277-304.

흉부 X선 사진

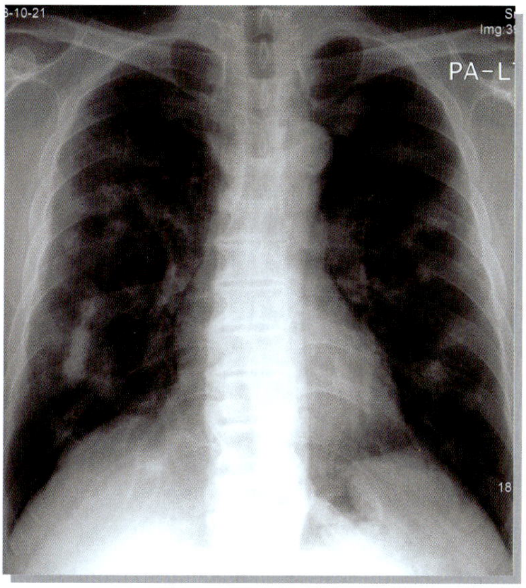

■ 사진 27-A.

단순 흉부 X선 사진: patchy air-space consolidation이 양측 폐야에서 다발성으로 관찰됨.

흉부 CT 사진

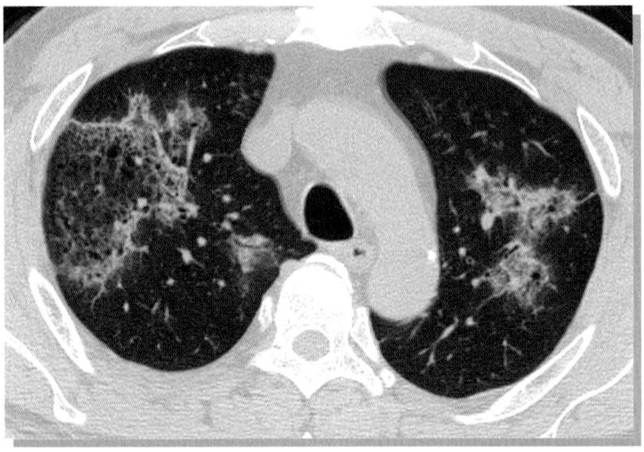

Ⓑ

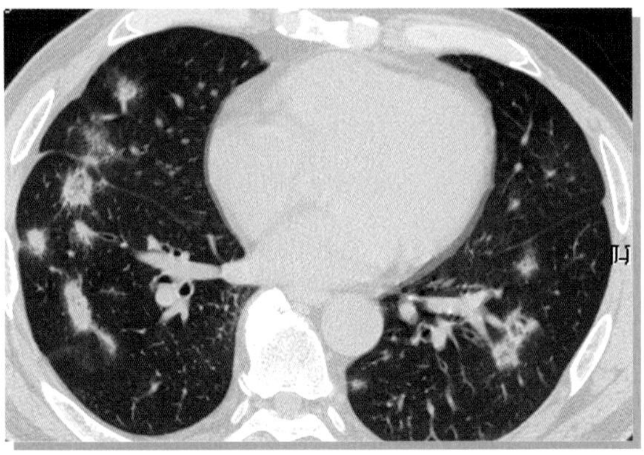

Ⓒ

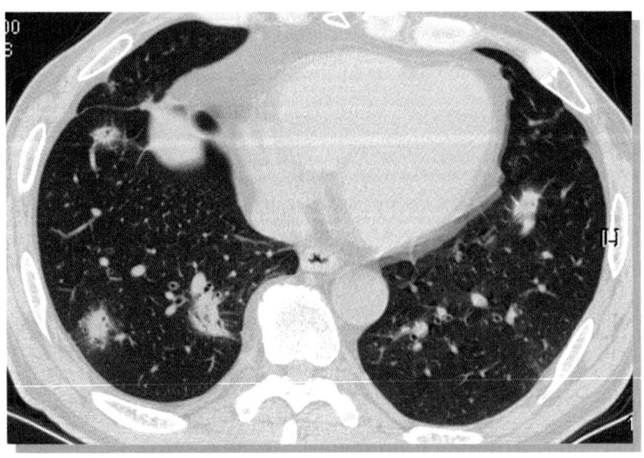

Ⓓ

■ 사진 27-B, C and D.

흉부 고해상 CT 스캔: 양측폐에 다발성의 patchy air-space consolidation이 관찰되며 상대적으로 기관지 주변에 위치하고 있음. 부분적으로 ground glass opacity를 동반하고 있는 모습이 관찰됨.

병리소견사진

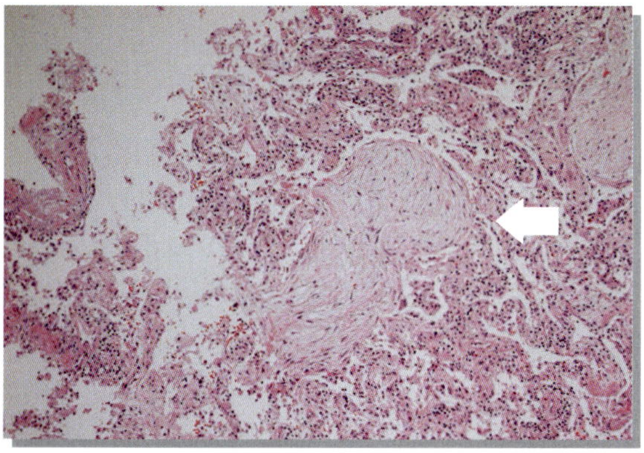

❶

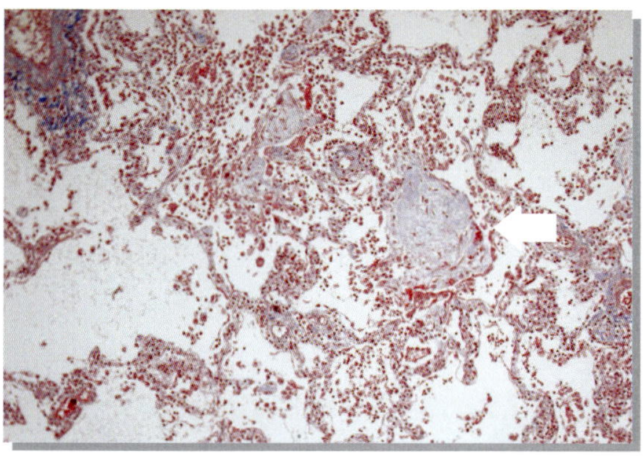

❷

■ 사진 27-1 and 2.

이 질환의 특징인 섬유모세포 마개(fibroblastic plugs; "Masson's bodies", 화살표) 가 세기관지, 폐포관, 또는 폐포강등의 공기강을 막고 있음(사진 27-1: H&E, ×100). 이들은 방추형 또는 성상 섬유모세포들로 구성되어 있으며 Masson's trichrome 염색에서 연한 청색으로 관찰됨(사진 27-2: Masson's trichrome, ×100).

Chapter 5

종격동 종양

28. 종격동 정상피종

Mediastinal seminoma

증례 - 남자, 30세

주소

목, 얼굴 부종, 호흡곤란(내원 1개월 전부터)

현 병력

특이병력 없는 분으로 내원 1개월 전 상기 증상 발생하여 외래 내원, 시행한 검사상 전종격동 종괴 소견 관찰되어 입원.

진찰소견

특이소견 없음

검사실소견

AFP 1.0 ng/mL, Beta-HCG 11.7 mlU/mL, CEA 1.4 ng/mL, CA 19-9 7.5 IU/mL

경과

흉부 X-선 및 CT상 전 종격동 종괴 소견 보여 조직검사 시행, 정상피종 진단받고 항암치료를 시행받았다.

최종진단

종격동 정상피종(Mediastinal seminoma)

해설

원발성 종격동 생식세포종(primary mediastinal germ cell tumor) 은 성인과 소아에서 모두 발생하고 네 가지로 분류된다. 가장 흔한 기형종(teratoma)과 그 외에 정상피종(seminoma), 배아암종(embryonal cell carcinoma), 융모막암종(choriocarcinoma) 등이 있다. 본 예의 경우와 같은 정상피종은 드문 질병이고 주로 젊은 남자에서 발생하며 대부분 전종격동(Anterior to mediastinum)에서 발견되고 있다. 주위조직으로의 침범(invasion)을 잘하고 원격 전이(특히 뼈)를 잘하는 것으로 알려져 있다. 대부분 방사선치료에 대한 반응이 좋고 전이가 된 경우에도 항암제에 대한 반응은 좋으므로 장기간 생존율은 약 80%에 이르는 것으로 알려져 있다. 그러나 본 예와 같이 상대정맥의 침범이 있거나 빗장위림프절(supraclavicular lymph node) 혹은 경부 림프절을 침범한 경우, 35세 이상에서 발생한 경우 등은 예후가 상대적으로 불량하다고 알려져 있다.

참고문헌

1. Murray, Nadel, et al.. *Textbook of Respiratory Medicine*, 3rd. ed. Philadelphia: Saunders, 2000.
2. Weidner, N. Germ-cell tumors of the mediastinum. *Semin Diagn Pathol.* 1999; 16: 42-50.
3. Bokemeyer, C, et al.. Extragonadal seminoma: an international multicenter analysis of prognostic factors and long term treatment outcome. *Cancer.* 2001; 91: 1394-1401.

흉부 X선 사진

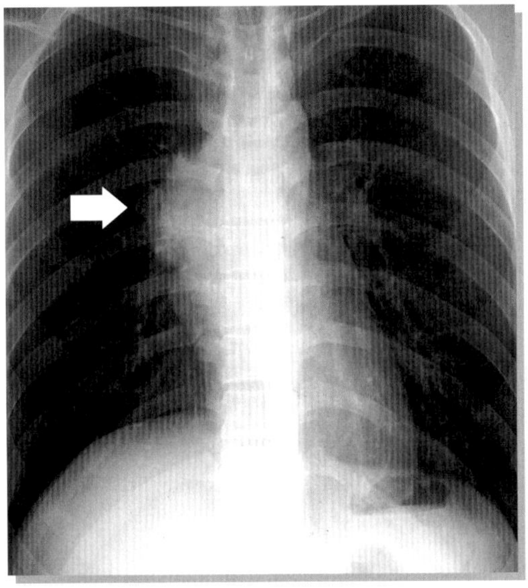

■ 사진 28-A.

1단순 흉부 X선 사진: 우측 전종격동에 경계가 좋은 엽상의 종괴(화살표)가 관찰되어 전종격동 종양이 의심됨.

흉부 CT 사진

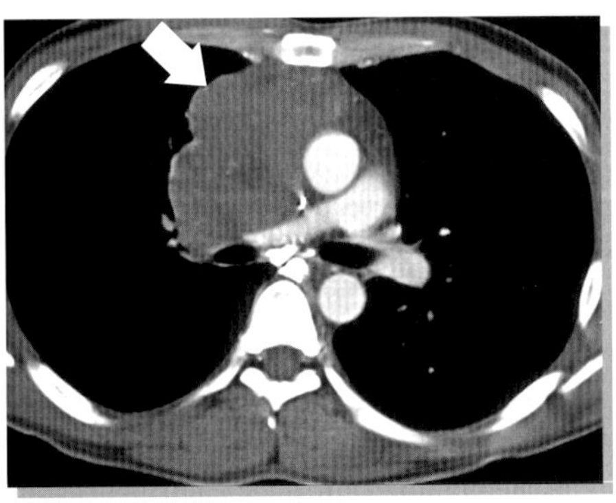

Ⓑ

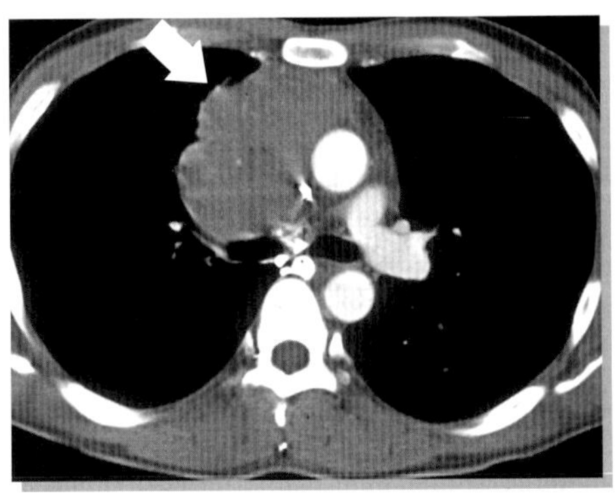

Ⓒ

■ 사진 28-B and C.

흉부 CT 스캔(mediastinal setting): 전종격동에 경계가 좋고 엽상이며 비교적 내부가 균일한 큰 종괴(화살표)가 관찰됨.

병리소견사진

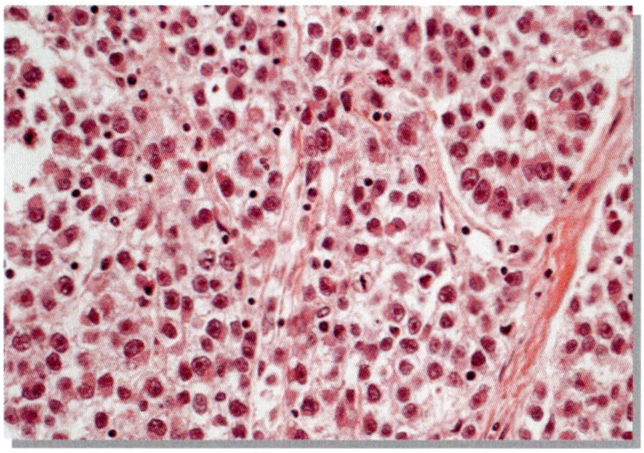

■ **사진 28-1.**
현미경 소견 상 모양과 크기가 균일한 종양세포가 소엽상의 소규모 집단을 이루면서 림프구를 함유한 섬세한 결합조직에 의하여 나뉘어져 있음. 종양세포는 크고 구형 내지 다각형이며 세포막이 분명하고 세포질은 창백하거나 투명하며 농염된 핵이 세포 중앙에 위치하고 한두 개의 뚜렷한 핵소체를 가짐(H&E, ×400).

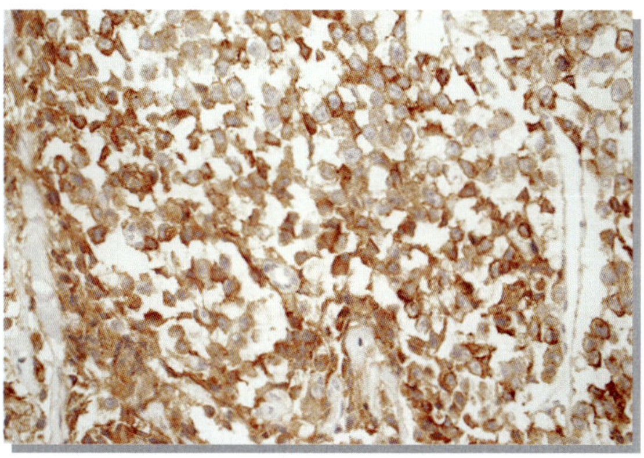

■ **사진 28-2.**
면역조직화학 염색: 종양세포들은 PLAP와 vimentin에 양성 반응을 보이며 cytokeratin에는 음성임(ICH: PLAP, ×400).

Chapter 6

흉막 종양

29. 흉막의 고립성 섬유종

Solitary fibrous tumor of pleura

증례 - 여자, 71세

주소

1년 전부터 발생한 좌측흉통

현 병력

1년 전부터 발생한 좌측 흉통으로 병원에 내원하여 시행한 방사선 검사 결과 흉수 발견되어 흉막 조직검사 등 검사 시행하였으나 특이결과 얻지 못하고 경과관찰 중 증상이 지속되어 정밀검사 위해 내원.

진찰소견

좌측 하부폐야에 호흡음 감소

검사실 소견

Hb 11 g/dL, WBC $3.96 \times 10^3/\mu L$, PLT $211 \times 10^3/\mu L$, AST 17 IU/L, ALT 15 IU/L, BUN 16.4 mg/dL, Cr 0.9 mg/dL

수술소견

좌측 흉강 내에 위치하여 주위조직과 경계가 분명한 종괴 발견됨.

경과

흉막경하 조직 검사 도중 종양으로 발견되어 개흉하 종양 적출술 시행

최종진단

흉막에서 기원한 고립성 섬유종(Solitary fibrous tumor of pleura)

해설

과거에는 양성 또는 국한성 중피종으로 불렸으나 이 중 약 40%는 세포학적으로 악성이나, 예후가 상당히 좋기 때문에 요즘에는 국한성 섬유종양으로 불린다. 대개 50세 이후에 발생하며, 남녀의 발생비는 같다. 80%는 장측흉막에서, 나머지 20%는 벽측흉막에서 발생한다. 10% 가량에서 흉수를 동반하나 흉수가 있다고 예후가 나쁘지는 않다. 수술이 가장 좋은 치료법이며 90%에서 완치를 기대할 수 있다.

본 증례는 처음에는 결핵성 흉막염으로 생각하여 흉수천자를 시도하였던 경우로 7년 후 사진에서는 흉수천자 후 보이던 공동성 병변 내에 다시 균일한 종괴양 음영이 관찰되어 조직생검을 시행, 흉막의 고립성 섬유종으로 진단한 경우이다.

참고문헌

1. Fraser RS, Mullar NL, et al. *Diagnosis of Diseases of the Chest*. 4th ed. Philadelphia: Saunders, 1999.

흉부 X선 사진

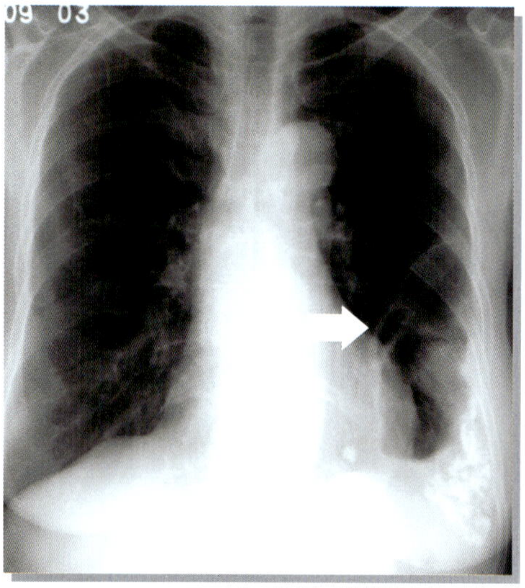

■ 사진 29-A.

단순 흉부 X선 사진: 좌측하흉부에 큰 낭성병변과 내부의 mural nodule(화살표)이 관찰됨. 흉막에서 기원한 병변의 가능성이 높음. 좌측 흉막의 석회화가 동반되어 만성 결핵성 흉막질환으로 생각하였음.

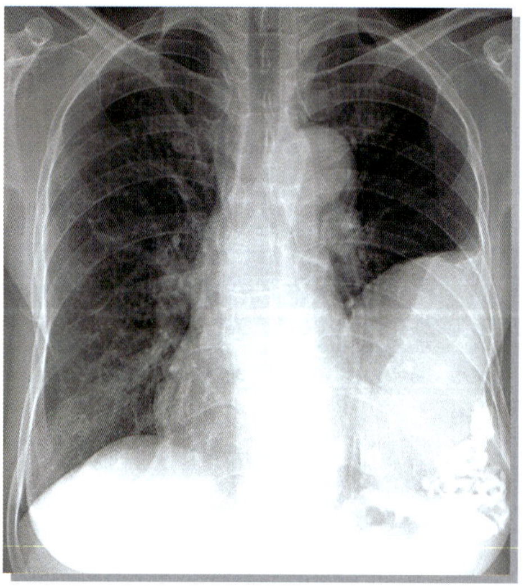

■ 사진 29-B.

단순 흉부 X선 사진: 7년 후 촬영한 사진상 좌측하흉부에 균일한 종괴 모양의 음영이 관찰됨. 이전 사진과 비교할 때 낭성병변 내부가 연부조직 또는 흉수로 채워져 있을 가능성이 높다고 생각됨. 병변의 전반적인 크기는 약간 증가한 상태임.

흉부 CT 사진

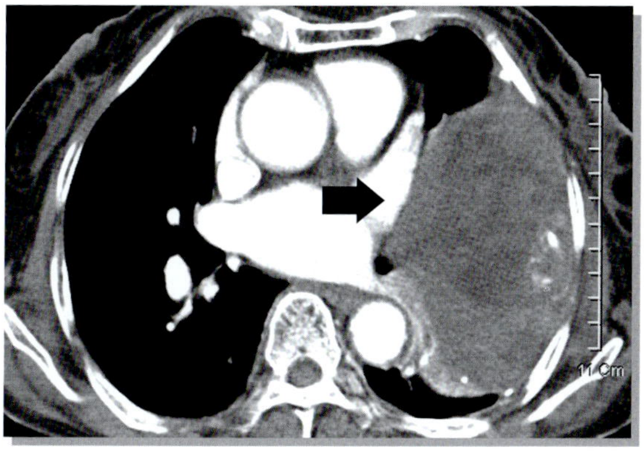

■ 사진 29-C.

흉부 CT 스캔(mediastinal setting with contrast enhancement): 사진 29-B와 같은 시기에 촬영한 사진으로 좌측하 흉부를 가득 채우고 있는 내부가 불균질한 종양(화살표)이 관찰됨.

병리소견사진

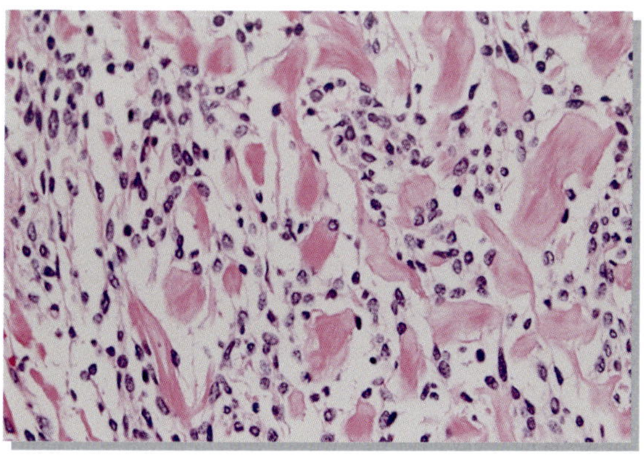

■ 사진 29-1.

작은 방추형 세포들이 두꺼운 켈로이드(keloid)-형 섬유질 띠(fibrotic bands) 사이에 증식하고 있음(H&E, × 200).

병리소견사진

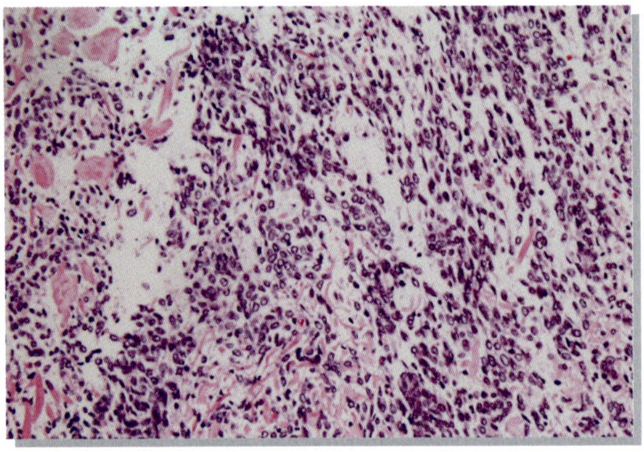

■ 사진 29-2.

종괴 전체에서 세포 밀도는 다양하게 나타남. 이 부위는 고밀도의 종양세포가 관찰되는 곳임(H&E, ×200).

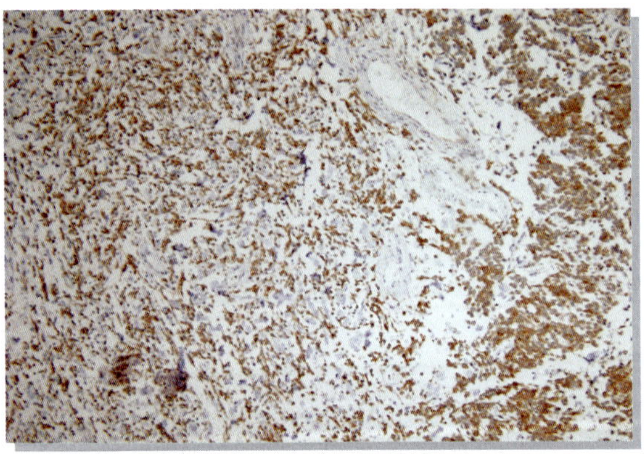

■ 사진 29-3.

면역조직화학염색 상 종양세포들은 bcl-2 염색에 강한 양성을 보여 다른 중배엽 기원 종양들과의 감별진단에 유용함(IHC: bcl-2, ×100).

30. 악성 중피종
Malignant mesothelioma

증례 - 남자, 65세

주소
호흡곤란

현 병력
환자는 4년 전부터 경도의 호흡 곤란이 있었으며, 3년 전에는 중등도의 호흡 곤란과 좌측 흉통을 주소로 내원하여 시행한 흉부 방사선 검사상 좌하엽의 무기폐와 흉수가 있어 흉막천자술 시행한 결과 농흉 진단되어 입원 치료 후 외래 추적관찰 중 내원 10일 전부터 호흡 곤란이 악화되어 내원.

직업력
직업군인

진찰소견
좌측폐의 호흡음이 감소되어 있었고 좌측 폐하부에서 수포음이 청진되었다.

경과
흉막조직검사결과 악성 중피종으로 진단되었다.

최종진단
악성 중피종(Malignant mesothelioma)

해설

악성 중피종은 대부분 석면 노출과 관련되어 발생한다. 석면은 절연체, 천장이나 바닥의 타일, 자동차 브레이크 라이닝 등 여러 곳에 이용되며 자신도 모르게 노출되는 경우가 많다. 석면 노출 외에도 일부에서는 방사선 노출에 의해서도 발생할 수 있으며, 석회화된 결핵성 흉막염과 같은 만성 흉막질환에 의해서도 발생할 수 있다. 이 증례의 환자의 경우 과거 직업이 군인이었으며, 과거력상 석면 노출을 확인할 수는 없었다.

가장 흔한 증상은 수개월에 걸쳐 서서히 발생하는 흉통과 호흡곤란이다. 방사선학적 소견은 약 75~90%에서 흉수가 관찰되며, 흉막판이 보일 수 있고, 불규칙하고 결정상의 음영을 동반한 흉막비대 소견이 폐의 기저부에 특징적으로 관찰된다. 확진은 일반적으로 흉강경 검사가 필요하며, 흉막 침생검은 환자의 약 1/5에서만 진단이 가능하다. 치료효과를 기대할 수 있는 유일한 방법은 흉막외 전폐절제술(extrapleural pneumonectomy)과 술후 화학치료와 방사선 치료의 병합요법이다. 전신 건강상태가 양호한 1기와 2기 환자에서 적응증이 된다. 이 증례의 경우에는 종격동 장기의 침범이 관찰되어 3기로 진단되었고, 대증요법을 시행하였다.

참고문헌

1. Cavazza A, Travis LB, Travis WD et al.. Post-irradiation malignant mesothelioma. *Cancer.* 1996; 77: 1379-85.
2. Roviaro GC, Sartori F, Calabro F, et al.. The association of pleural mesothelioma and tuberculosis. *Am Rev Respir Dis.* 1982; 126: 569-71.
3. Sugarbaker DJ, Garcia JP, Richards WG, et al.. Extrapleural pneumonectomy in the multimodality therapy of malignant mesothelioma. Results in 120 consecutive patients. *Ann Surg.* 1996; 224: 288-96.

흉부 X선 사진

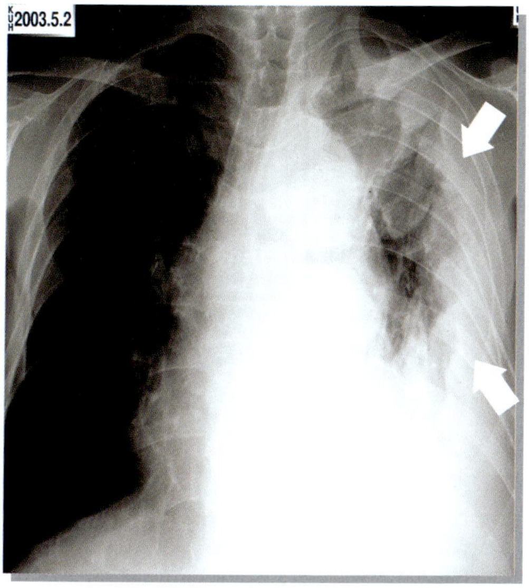

■ 사진 30-A.

단순 흉부 X선 사진: 좌흉부에 결절성 흉막비후(화살표)가 관찰됨.

흉부 CT 사진

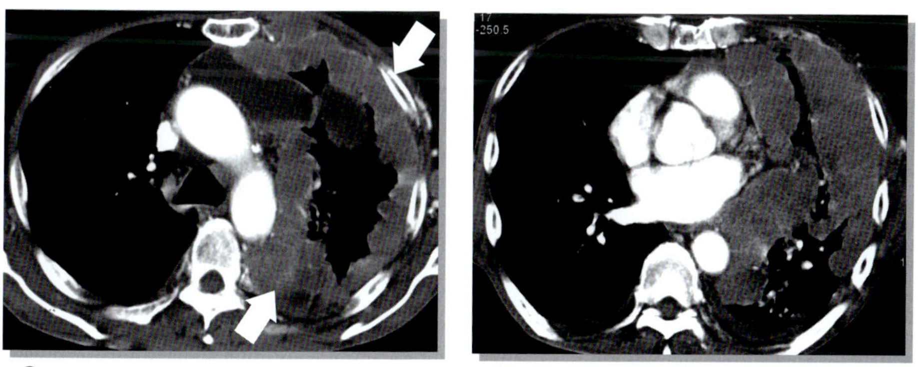

Ⓑ Ⓒ

■ 사진 30-B and C.

흉부CT 스캔(mediastinal setting): 좌흉부에 불규칙하게 두꺼워진 흉막병변(화살표)이 관찰되며 종격동 흉막과 흉벽침범 소견이 동반되어 있음.

병리소견사진

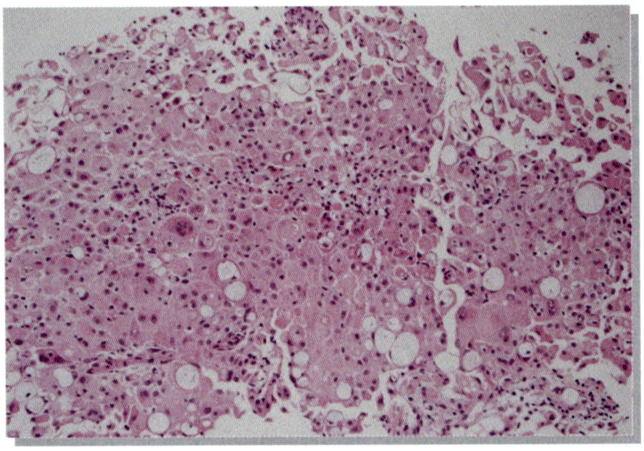

■ 사진 30-1.

흉막의 경피 침생검 소견 : 풍부한 호산성 세포질과 둥글거나 난원형의 핵을 가진 종양세포들이 미만성의 판상 구조를 이루고 있음. 일부 세포에서 세포질 내 공포가 관찰됨(H&E, ×400).

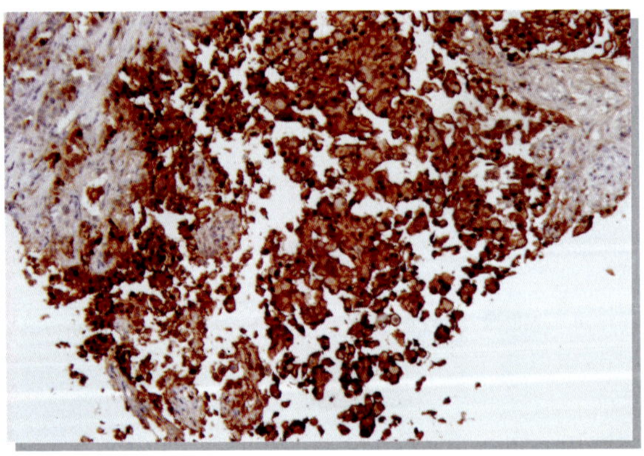

■ 사진 30-2.

면역조직화학염색 소견: 종양세포들은 종피세포 표지자인 caretinin 염색에 강양성을 보임(IHC: calretinin, ×400).

Chapter 7

기타

31. 폐실질내 림프절

Intrapulmonary lymph node

증례 - 남자, 58세

주소

우연히 발견된 폐결절

현 병력

특이병력 없는 분으로 내원 1년 전 좌측 액와부 종괴 있어 시행한 조직검사상 전이성 악성 흑색종 진단받은 환자로 흉부 X-선상 폐결절 있어 조직검사 위해 내원.

진찰소견

특이소견 없음

수술소견

악성 흑색종 소견은 보이지 않음

경과

내원 1년 전 전이성 악성흑색종 진단받은 환자로 흉부 X-선상 폐결절 소견 보여 수술하였으나 병리검사상 악성 흑색종 소견은 보이지 않고 폐실질내 림프절 진단받고 추적관찰 중

최종진단

폐실질내 림프절(Intrapulmonary lymph node)

해설

폐실질내 림프절은 흉막하 림프쇄(subpleural lymphatic chain)를 따라 존재한다. 정확한 발생 기전은 알려지지 않았지만 아마도 자극적인 먼지(irritant dust)의 흡입에 따른 림프 조직의 증식이 원인일 것으로 추정하고 있으며 대부분의 증례에서 탄분(antracotic pigments)을 발견할 수 있다. 특별한 증상을 일으키지는 않지만 흉부 영상 촬영 기술이 발달함에 따라 우연히 발견되는 빈도가 증가하였으며, 악성종양을 포함하여 다른 폐결절들과 감별을 요하는 경우가 종종 있다.

폐실질내 림프절은 대부분 하부폐의 흉막하에 위치하며 크기는 직경 12mm이하이다. 경계가 좋고 균질한 음영을 보이며 모양은 원형 또는 난원형이다. 흉막하에 위치하는 직경 10mm 이하의 폐결절의 감별 시 고려해야 한다. 본 증례에서는 악성 흑색종의 폐전이의 가능성을 염두에 두고 조직검사까지 실시하였으나 폐실질내 림프절로 확인된 경우이다.

참고문헌

1. Oshiro Y, Kusumoto M, Moriyama N, et al.. Intrapulmonary lymph nodes: thin-section CT features of 19 nodules. *J Comput Assist Tomogr.* 2002; 26: 553-7.
2. Matsuki M, Noma S, Kuroda Y, Oida K, Shindo T, Kobashi Y. Thin section CT features of intrapulmonary lymph nodes. *J Comput Assist Tomogr.* 2001; 25: 753-6.
3. Bankoff MS, McEniff NJ, Bhadelia RA, Garcia-Moliner M, Daly BD. Prevalence of pathologically proven intrapulmonary lymph nodes and their appearance on CT. *Am J Roentgenol.* 1996; 167: 629-30.
4. Kradin RL, Spirn PW, Mark EJ. Intrapulmonary lymph nodes. Clinical, radiologic, and pathologic features. *Chest.* 1985; 87: 662-7.

흉부 X선 사진

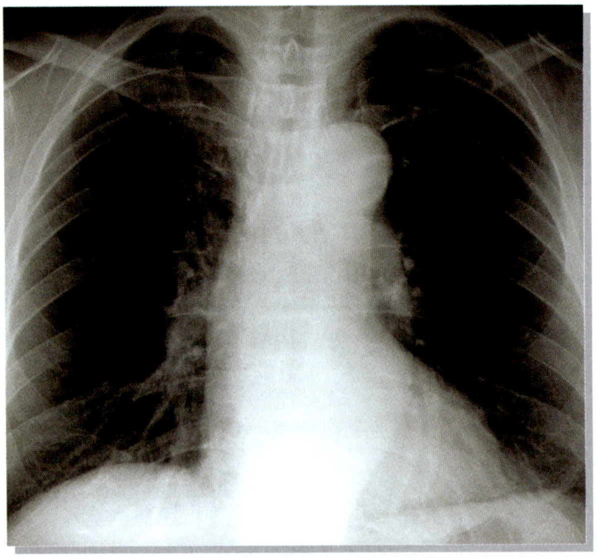

■ **사진 31-A.**
단순 흉부 X선 사진: 정상 소견.

견부 자기공명사진 및 흉부 CT 사진

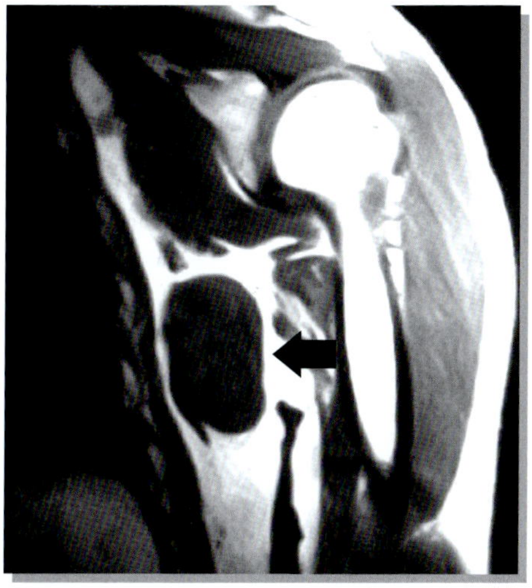

Ⓑ

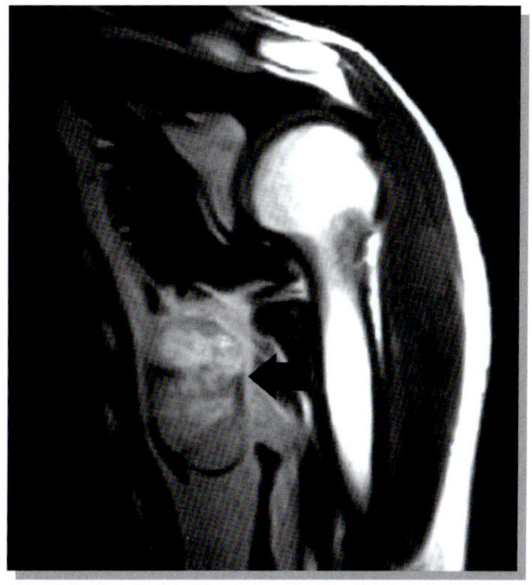

Ⓒ

■ 사진 31-B and C.

좌측 견부 자기공명영상(T1 weighted image and contrast enhanced T1 weighted image): 좌측 액와부 T1강조영상에서 주위의 근육과 비슷한 중등도의 신호강도를 보이며 조영증강이 잘 되는 직경 4cm의 종괴(화살표)가 관찰되며 림프절로 생각됨(악성 흑색종으로 확진 당시 사진).

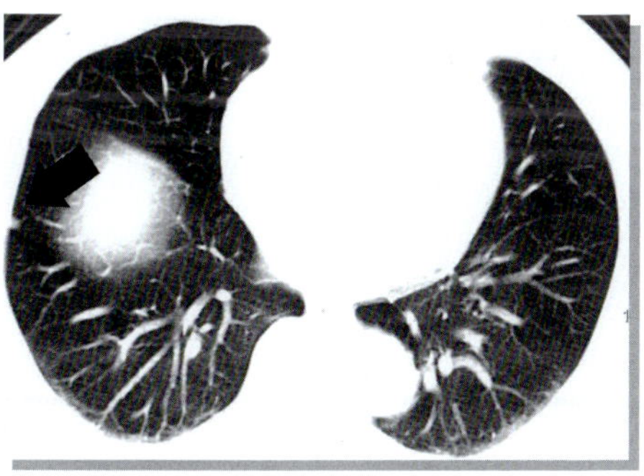

■ 사진 31-D.

흉부 CT 스캔(lung setting): 우측 폐 기저부의 변연에 직경 5mm 이하의 작은 폐결절(화살표)이 관찰됨. 흑색종의 폐전이를 배제할 수 없다고 생각되었음.

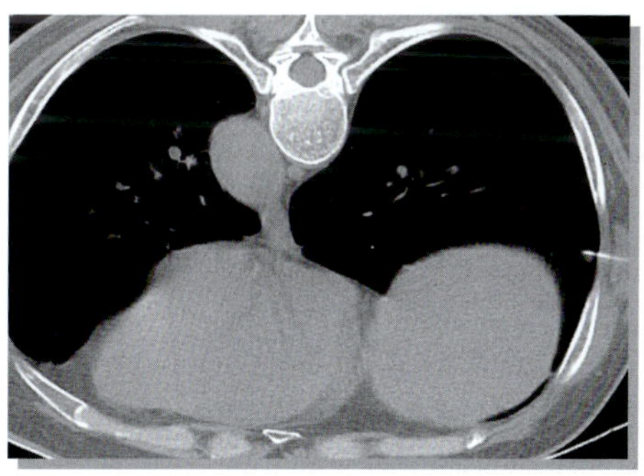

■ 사진 31-E.

수술전 CT guided localization: 우측폐 기저부의 폐결절에 대하여 CT 유도하에 22G 미세바늘을 사용하여 localization을 시행 후 indigocarmine을 주입하고 hook wire를 삽입하여 고정하였음.

병리소견사진

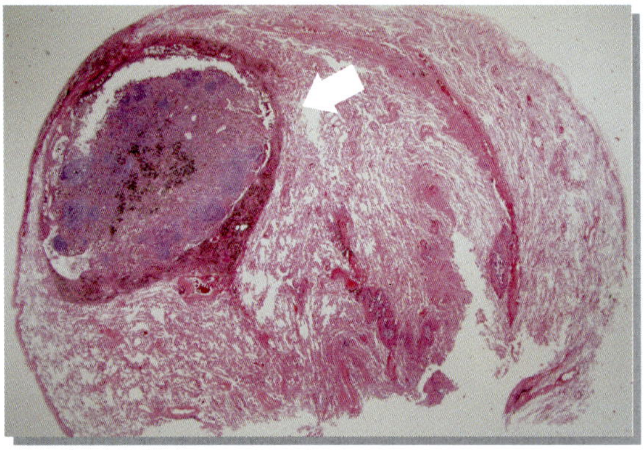

■ 사진 31-1.

폐실질 내에 경계가 좋고 피막에 둘러싸여 있는 난원형의 작은 결절(화살표)이 보임. 결절의 가장자리를 따라 림프 여포들이 규칙적으로 배열되어 있음(H&E, ×12.5).

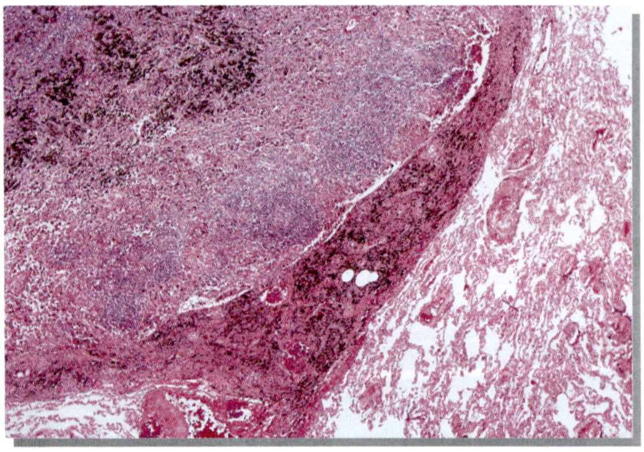

■ 사진 31-2.

저배율 시야에서 탄분(anthracotic pigments)를 함유한 대식세포의 침윤과 가장자리의 림프여포들이 뚜렷하게 관찰됨(H&E, ×40).

흉부질환 아틀라스

초판 발행 2007년 7월 20일
초판 1쇄 2007년 7월 20일
지은이 유세화 외
펴낸곳 고려대학교출판부
www.kupress.com
kupress@korea.ac.kr
136-701 서울특별시 성북구 안암동
02-3290-4230, 4232
Fax 923-6311
찍은곳 (주)이환D&B
ISBN 978-89-7641-613-1 93510
값 27,000원
* 잘못 만들어진 책은 바꿔드립니다.